Ralf Ohlinger
Mammasonographie

Frauenärztliche Taschenbücher

Herausgegeben von
Thomas Römer und Andreas D. Ebert

Ralf Ohlinger

Mammasonographie

———

Befundkategorisierung maligner und benigner
Mammaläsionen – Fallbeispiele

Mit einem Geleitwort von Markus Hahn

2., vollständig überarbeitete Auflage

DE GRUYTER

Autor
Prof. Dr. med. Ralf Ohlinger
Universitätsmedizin Greifswald
Klinik und Poliklinik für Frauenheilkunde
und Geburtshilfe
Ferdinand-Sauerbruch-Straße
17475 Greifswald

Geleitwort von
Prof. Dr. med. Markus Hahn
Universitäts-Frauenklinik Tübingen
Calwerstr. 7
72076 Tübingen

Vorwort von
Prof. Dr. med. Marek Zygmunt
Universitätsmedizin Greifswald
Klinik und Poliklinik für Frauenheilkunde
und Geburtshilfe
Ferdinand-Sauerbruch-Straße
17475 Greifswald

ISBN 978-3-11-033015-1
e-ISBN (PDF) 978-3-11-033189-9
e-ISBN (EPUB) 978-3-11-038229-7

Library of Congress Cataloging-in-Publication data
A CIP catalog record for this book has been applied for at the Library of Congress.

Bibliografische Information der Deutschen Nationalbibliothek
Die Deutsche Nationalbibliothek verzeichnet diese Publikation in der Deutschen
Nationalbibliographie; detaillierte bibliografische Daten sind im Internet über
http://dnb.d-nb.de abrufbar.

© 2018 Walter de Gruyter GmbH, Berlin/Boston
Umschlagabbildung: Sonographie: Metastase eines malignen Melanoms
Satz: Meta Systems Publishing & Printservices GmbH, Wustermark
Druck und Bindung: CPI books GmbH, Leck
♾ Gedruckt auf säurefreiem Papier
Printed in Germany

www.degruyter.com

Für Jo-Le, Maja, Antonia, Bela, Elmar und Magdalena

Geleitwort

Zweifelsfrei kommt der Mammasonographie in der modernen Senologie eine besondere Bedeutung zu. Sie stellt das „Auge des Senologen" dar. Ohne Strahlen- oder Kontrastmittelbelastung ermöglicht die Sonographie eine unkomplizierte Abbildung der Anatomie der Brust und darüber hinaus die klare Differenzierung der unterschiedlichen Krankheitsbilder.

Professor Ralf Ohlinger schafft es, dem Leser die Differenzierung gutartiger und bösartiger sowie entzündlicher und postoperativer Prozesse der Brust Schritt für Schritt näher zu bringen. Der Autor selbst ist – neben seiner wissenschaftlichen Tätigkeit im Bereich der Mammasonographie – seit vielen Jahren aktives Mitglied des Arbeitskreises Mammasonographie der Deutschen Gesellschaft für Ultraschall in der Medizin und verfügt als Stufe-III-Kursleiter über einen großen Schatz an einzigartigem Bildmaterial zum Thema. Viele Generationen von Senologen wurden durch sein Bildmaterial unterrichtet. Mit diesem Buch gewährt er uns nun einen Einblick in die Essenz seines Bildmaterials. Beispielhaft werden die sonographischen Dignitätskriterien erläutert und jedem einzelnen Fall zugeordnet. Im Anschluss werden die Fälle dann der jeweiligen Befundkategorie zugeteilt. Durch dieses didaktische Konzept unterstützt das Buch den Anfänger dabei, die Mammasonographie strukturiert zu meistern und erlaubt es dem Erfahrenen, seine Kenntnisse zu vertiefen.

Unbestritten wird man, am Sonographiegerät sitzend – nach erfolgreicher Durchsicht dieser Lektüre – die Senologie aus einer neuen Perspektive betrachten können.

Ich wünsche Ihnen, liebe Leser, beim Lesen dieses Buches genauso viel Freude, wie ich sie dabei haben durfte.

Prof. Dr. med. Markus Hahn
Leiter der experimentellen Senologie
Department für Frauengesundheit, Tübingen

https://doi.org/10.1515/9783110331899-203

Vorwort der 2. Auflage

Neben Inspektion, Palpation und Mammographie ist die Mammasonographie – ergänzt durch das MRT in Spezialfällen – eine der wichtigsten Säulen in der Mammadiagnostik.

Die standardisierte Untersuchungstechnik und Befunderhebung der Brustultraschall-Untersuchung ist eine wesentliche Voraussetzung für eine hohe Sensitivität und Spezifität.

Dem wird in diesem Taschenbuch Rechnung getragen, in dem die Vielzahl der pathohistologischen benignen und malignen Befunde der Brust in Form von Originalsonogrammen die standardisierte Befundung mit abschließender Kategorisierung gegenüber gestellt wird.

Die Wichtigkeit eines solchen Nachschlagewerkes mit vielen typischen, aber auch atypischen Erscheinungsformen im Ultraschallbild wird dadurch unterstrichen, dass die Mammasonographie nun mehr zum integralen Bestandteil der Facharztweiterbildung für Gynäkologen und Radiologen zählt.

Greifswald, im Dezember 2017   Prof. Dr. med. Marek Zygmunt

https://doi.org/10.1515/9783110331899-204

Inhalt

1 Einleitung

In der 2002 erschienenen ersten Auflage dieses Taschenbuches wurde versucht, aus einer Vielzahl unterschiedlicher Klassifikationen der Beurteilungskriterien in der Mammasonographie eine Vereinheitlichung zu entwickeln.

2003 war der Brustultraschall erstmals fester Bestandteil des *Breast Imaging-Reporting And Data System* des *America College of Radiology* (ACR) in seiner vierten Auflage.

Der Arbeitskreis Mammasonographie der DEGUM publizierte drei Jahre später (2006) BIRADS® analoge DEGUM-Kriterien von Ultraschallbefunden der Brust. Damit war die Grundlage für eine einheitliche, standardisierte Befundung von Mammasonogrammen in Deutschland geschaffen.

Zehn Jahre nach der erstmaligen Erwähnung erschien 2013 die aktualisierte 5. Auflage des BIRADS®-Atlas. Das Kapitel „Ultraschall" wurde dabei komplett überarbeitet. Die bislang angewandten Kriterien zur Befundung der Sonogramme erfuhr eine Modifikation. Während einige bezüglich der Vereinfachung wegfielen, wurden andere, die der Weiterentwicklung der Mammasonographie Rechnung tragen zusätzlich aufgenommen, so zum Beispiel die Elastographie.

Um Gynäkologen, Radiologen und Chirurgen zeitnah die modifizierte Befundung des Brustultraschalls nahezubringen, haben wir die erste Auflage dieses Kompendiums vollständig neu überarbeitet.

Der BIRADS®-Atlas liegt in der englischsprachigen Originalfassung vor. Die deutsche Übersetzung der 5. englischen Auflage (2013) wurde 2016 herausgegeben. Eine deutschsprachige Kommentierung des BIRADS®-Atlas ist vom American College of Radiology (ACR) nicht vorgesehen. Eine Analyse der Änderungen erfolgte durch die Working Group on Breast Imaging (WOBI) 2016. Die abschließende Bewertung eines Befundes sollte zukünftig als KATEGORIE 0–6 erfolgen.

Wie schon in der 2002 publizierten Auflage haben wir den Ultraschallbefunden eine standardisierte Beschreibung der Läsionen gegenüber gestellt. Wenn möglich, wurden die in der Erstauflage analysierten Originalsonogramme durch neue, dem technischen Fortschritt zur Genüge, ausgetauscht und durch zusätzliche Bilder, die bei Erstauflage nicht verfügbar waren, ergänzt.

Die kurz und prägnant gegliederten Falldemonstrationen sollen dem in der Ausbildung befindlichen, aber auch dem Erfahrenen als Nachschlagewerk dienen.

https://doi.org/10.1515/9783110331899-001

2 Histologische Klassifikation der WHO von Tumoren der Brust [15]

Epithelial Tumours
- Microinvasive carcinoma

Invasive breast carcinoma
- Invasive carcinoma of no special type (NST) 8500/3
    - Pleomorphic carcinoma 8022/3
    - Carcinoma with osteoclast-like stromal giant cells 8035/3
    - Carcinoma with choriocarcinomatous features
    - Carcinoma with melanotic features
- Invasive lobular carcinoma 8520/3
    - Classic lobular carcinoma
    - Solid lobular carcinoma
    - Alveolar lobular carcinoma
    - Pleomorphic lobular carcinoma
    - Tubulolobular carcinoma
    - Mixed lobular carcinoma
- Tubular carcinoma 8211/3
- Cribriform carcinoma 8201/3
- Mucinous carcinoma 8480/3
- Carcinoma with medullary features
    - Medullary carcinoma 8510/3
    - Atypical medullary carcinoma 8513/3
    - Invasive carcinoma NST with medullary features 8500/3
- Carcinoma with apocrine differentiation
- Carcinoma with signet-ring-cell differentiation
- Invasive micropapillary carcinoma 8507/3
- Metaplastic carcinoma of no special type 8575/3
    - Low-grade adenosquamous carcinoma 8570/3
    - Fibromatosis-like metaplastic carcinoma 8572/3
    - Squamous cell carcinoma 8070/3
    - Spindle cell carcinoma 8032/3
    - Metaplastic carcinoma with mesenchymal differentiation
        - o Chondroid differentiation 8571/3
        - o Osseous differentiation 8571/3
        - o Other types of mesenchymal differentiation 8575/3
    - Mixed metaplastic carcinoma 8575/3
    - Myoepithelial carcinoma 8982/3

https://doi.org/10.1515/9783110331899-002

- Rare types
  - Carcinoma with neuroendocrine features
    - o Neuroendocrine tumor, well-differentiated 3246/3
    - o Neuroendocrine carcinoma poorly differentiated (small cell carcinoma) 8041/3
    - o Carcinoma with neuroendocrine differentiation 8574/3
  - Secretory carcinoma 8502/3
  - Invasive papillary carcinoma 8503/3
  - Acinic cell carcinoma 8550/3
  - Mucoepidermoid carcinoma 8430/3
  - Polymorphous carcinoma 8525/3
  - Oncocytic carcinoma 8290/3
  - Lipid-rich carcinoma 8314/3
  - Glycogen-rich clear cell carcinoma 8315/3
  - Sebaceous carcinoma 8410/3
  - Salivary gland/skin adnexal type tumours
    - o Cylindroma 8200/0
    - o Clear cell hidraneoma 8402/0

Epithelial-myoepithelial tumors
- Pleomorphic adenoma 8940/0
- Adenomyoepithelioma 8983/0
  - Adenomyoepithelioma with carcinoma 8983/3
- Adenoid cystic carcinoma 8200/3

Precursor lesions
- Ductal carcinoma in situ 8500/2
- Lobular neoplasia
  - Lobular carcinoma in situ
    - o Classic lobular carcinoma in situ 8520/2
    - o Pleomorphic lobular carcinoma in situ 8519/2*
  - Atypical lobular hyperplasia

Intraductal proliferative lesions
- Usual ductal hyperplasia
- Columnar cell lesions including flat epithelial atypia
- Atypical ductal hyperplasia

Papillary lesions
- Intraductal papilloma 8503/0
  - Intraductal papilloma with atypical hyperplasia 8503/0
  - Intraductal papilloma with ductal carcinoma in situ 8503/2*
  - Intraductal papilloma with lobular carcinoma in situ 8520/2

- Intraductal papillary carcinoma 8503/2
- Encapsulated papillary carcinoma 8504/2
  - Encapsulated papillary carcinoma with invasion 8504/3
- Solid papillary carcinoma
  - In situ 8509/2
  - Invasive 8509/3

Benign epithelial proliferations
- Sclerosing adenosis
- Apocrine adenosis
- Microglandular adenosis
- Radial scar/complex sclerosing lesion
- Adenomas
  - Tubular adenoma 8211/0
  - Lactating adenoma 8204/0
  - Apocrine adenoma 8401/0
  - Ductal Adenoma 8503/0

Mesenchymal Tumours
- Nodular fascitis 8828/0*
- Myofibroblastoma 8825/0
- Desmoid-type fibromatosis 8821/1
- Inflammatory myofibroblastic tumour 8825/1
- Benign vascular lesions
  - Haemangioma 9120/0
  - Angiomatosis
  - Atypical vascular lesions
- Pseudoangiomatosis stromal hyperplasia
- Granular cell tumor 9580/0
- Benign peripheral nerve-sheath tumours
  - Neurofibroma 9540/0
  - Schwannoma 9560/0
- Lipoma 8850/0
  - Angiolipoma 8861/0
- Liposarcoma 8850/3
- Angiosarcoma 9120/3
- Rhabdomyosarcoma 8900/3
- Osteosarcoma 9180/3
- Leiomyoma 8890/0
- Leiomyosarcoma 8890/3

Fibroepithelial Tumours
- Fibroadenoma 9010/0
- Phyllodes Tumour 9020/1
  - Benign 9020/0
  - Borderline 9020/1
  - Malignant 9020/3
  - Periductal stromal tumour, low grade 9020/3
- Hamartoma

Tumours of the nipple
- Nipple adenoma 8506/0
- Syringomatous tumor 8407/0
- Paget disease of the nipple 8540/3

Malignant Lymphoma
- Diffuse large B-cell lymphoma 9680/3
- Burkitt lymphoma 9687/3
  - Anaplastic large cell lymphoma, ALK-negative 9702/3
- Extranodal marginal-zone B-cell lymphoma of MALT type9699/3
- Follicular lymphoma 9690/3

Metastatic tumours
Tumours of the male breast
- Gynaecomastia
- Carcinoma
  - Invasive carcinoma 8500/3
    - o In situ carcinoma 8500/2

Clinical Patterns
- Inflammatory carcinoma 8530/3
- Bilateral breast carcinoma

3 pTNM-Klassifikation [30]

T	Primärtumor
pTX	Primärtumor kann nicht beurteilt werden
pT0	kein Anhalt für Primärtumor
Tis	Carcinoma in situ
pT1	≤ 2 cm
pT1mic	≤ 0,1 cm
pT1a	> 0,1–0,5 cm
pT1b	> 0,5–1,0 cm
pT1c	> 1,0–2,0 cm
pT2	> 2,0–5,0 cm
pT3	> 5,0 cm
pT4	Tumor jeder Größe mit direkter Ausdehnung auf Brustwand oder Haut
pT4a	mit Ausdehnung auf die Brustwand
pT4b	mit Ödem, Ulzeration, Satellitenmetastase der Haut
pT4c	4a + 4b
pT4d	Entzündliches (inflammatorisches) Karzinom

N	Regionäre Lymphknoten
pNX	regionäre Lymphknoten können nicht beurteilt werden
pN0	keine regionären Lymphknotenmetastasen
pN1	Beweglich axillär
pN1mi	Mikrometastasen, > 0,2–2 mm
pN1a	1–3 axilläre
pN1b	A. mammaria interna, klinisch nicht erkennbar
pN1c	pN1a + pN1b
pN2a	fixiert axillär, 4–9 axilläre
pN2b	A. mammaria interna, klinisch erkennbar/keine axilläre
pN3a	> 10 axilläre oder infraklavikulär
pN3b	i) Axillär und a. mammaria interna, klinisch erkennbar oder ii) > 3 axilläre + A. mammaria interna, klinisch nicht erkennbar
pN3c	Supraklavikular

M	Fernmetastasen
pM0	keine Fernmetastasen
pM1	Fernmetastasen

https://doi.org/10.1515/9783110331899-003

4 Mammasonographie – Indikationen

- Differenzierung zystischer oder solider Herdbefunde
- Palpationsbefund (benigne/maligne)
- Non-palpable Befunde (benigne/maligne)
- Röntgendichte Brüste (fibrozystische Mastopathie, juveniler Drüsenkörper)
- Röntgenmammographisch unklare Befunde
- Operationsplanung, Tumorstaging, tumorausbreitung, Multifokalität, Multizentrizität
- Schwangerschaft und Laktationsperiode
- Onkologische Nachsorge (nach Ablatio mammae: Thoraxwand und Lymphabflusswege, nach BET: Brust)
- Portoperative Kontrolle (Hämatom, Serom, Implantate, Netze, azelluläre Dermis)
- Ultraschallgestützte Punktion (Zysten, Serom, Hämatom, Abszess)
- Präoperative Markierung non-palpabler Befunde (Draht), Präparatsonographie
- Lymphknoten (axilläre, supra- und infraklavikuläre)
- Ultraschallgestützte Stanzbiopsie (Histologie): Brust und Axilla
- Kurzfristige Kontrolle benigner (z. B. mastopathischer) Veränderungen
- Entzündungen (Mastitis puerperalis, Mastitis non-puerperalis, Abszess)
- Milchgangsdarstellung (duktale Echographie)
- (Sonographisch gesteuerte antegrade Galaktographie)
- Intraduktale sonographisch gezielte Endoskopie, Duktuskopie
- Farbdopplersonographie
- (Mikrokalk)
- (Vorsorge)
- Neoadjuvante Chemotherapie (Verlaufskontrolle)
- Kontrastmittel assistierte Farbdopplersonographie
- Ultraschallgestützte Feinnadelaspirationszytologie: Lymphknoten Axilla (FNAZ, Zytologie)
- Ultraschallgestützte Clipmarkierung von Tumoren
- Ultraschallgestützte Vakuumbiopsie
- Elastographie

https://doi.org/10.1515/9783110331899-004

4.1 Früherkennung Sonographie – Empfehlungen der Arbeitsgemeinschaft gynäkologische Onkologie (AGO) e. V., Kommission Mamma [13]

	Oxford/AGO LOE/GR		
Screening-Mammasonographie	5	D	– –
Autom. 3D-Sonographie	3b	C	– –
Als Ergänzung bei:			
Dichtem Parenchym (Dichte 3–4/Beurteilbarkeit: C–D)	2b	B	+ +
Erhöhtem Risiko	1b	C	+ +
Mammographischer Läsion	2b	B	+ +
Zur Abklärung suspekter Läsionen im MRT	2b	C	+ +

4.2 Abklärung von Symptomen [13]

	Oxford/AGO LOE/GR		
Klinische Untersuchung	3b	B	+ +
Mammographie	1b	A	+ +
Tomosynthese (vs. Spotkompression)	3b	C	+
Sonographie	2b	B	+ +
Elastographie (Shear wave)	2a	B	+
Autom. 3D-Sonographie	3b	B	+/–
MRT*	2b	B	+/–
Minimalinvasive Biopsie	1c	A	+ +

* Wenn klinische, mammographische und sonographische Diagnostik keine endgültige Diagnose erlauben.

4.3 Prätherapeutische Abklärung und Staging [13]

	Oxford/AGO LOE/GR		
Klinische Untersuchung	5	D	++
Mammographie	2b	B	++
Mammographie und Tomosynthese und Sonographie	3b	B	++
added MRI	3b	B	–
Sonographie	2b	B	++
Axillasonographie und FNA/CNB	2b	B	++
MRT*	1b	B	+/–
Minimalinvasive Biopsie**	1b	A	++

* Die Möglichkeit der MRT-gestützten Biopsie ist Voraussetzung für die MRT-Untersuchung. Einzelfall-Entscheidung z. B. Hochrisiko, dichtes Drüsengewebe (Dichte 3–4/Beurteilbarkeit C–D), invasiv lobulärer Tumor, V. a. multifokale/-zentrische Tumorausbreitung. Keine Reduktion der Nachresektionsrate.
** Histologische Sicherung von Zusatzbefunden im Fall therapeutischer Relevanz.

4.4 S3-Leitlinie [14]

Prätherapeutische Diagnostik bei Patientinnen mit auffälligen bzw. suspekten Befunden der Mamma

	Sonographie
	a) Die Sonographie ist eine Zusatzuntersuchung für die Abklärung unklarer Befunde (klinisch/mammographisch).
Level of Evidence **1a**	Quellen: (Albert, US et al. 2008; NICE 2009b; NZGG 2009)
Empfehlungsgrad **A**	b) Die Sonographie soll insbesondere zur Abklärung klinisch nicht tastbarer, mammographischer Befunde BI-RADS 0, III, IV und V eingesetzt werden.
Level of Evidence **2b**	Quellen: (NICE 2009b; Nothacker, M et al. 2007)
Empfehlungsgrad **A**	c) Das Ziel einer standardisiert durchgeführten Mammasonographie ist die systematische und reproduzierbare Durchuntersuchung beider Mammae und der Axillae. Die Befunde sind reproduzierbar zu dokumentieren.
Level of Evidence **2b**	Quellen: (Albert, US et al. 2008; Madjar, H et al. 2006; Madjar, H 2010; NCCN 2011)
	d) Struktur-, Prozess- und Ergebnisqualität sollte auch für die Anwendung der Mammasonographie als Voraussetzung nachgewiesen werden.
GCP	Quellen: (Albert, US et al. 2008; Madjar, H et al. 2006)

Referenzen [14]

Albert U. S., und die Mitglieder der Planungskommission und Arbeitsgruppenleiter der
   Konzertierten Aktion Brustkrebs-Früherkennung in Deutschland. Stufe-3-Leitlinie Brustkrebs-
   Früherkennung in Deutschland, 1. Aktualisierung 2008. München: Zuckschwerdt Verlag,
   2008.
Madjar H. Role of Breast Ultrasound for the Detection and Differentiation of Breast Lesions.
   Breast Care (Basel) 2010; 5(2):109–114.
Madjar H., Ohlinger R., Mundinger A., Watermann D., Frenz J. P., Bader W., Schulz-Wendtland R.,
   Degenhardt F. BI-RADS-analogue DEGUM criteria for findings in breast ultrasound –
   consensus of the DEGUM Committee on Breast Ultrasound. Ultraschall Med 2006; 27(4):374–
   379.
NCCN. National Comprehensive Cancer Network. Breast cancer. V. 2.2011. 2011.
NICE. National Institute for Clinical Excellence (NICE): Early and locally advanced breast cancer:
   diagnosis and treatment. 2009.
Nothacker, M., Lelgemann, M., Giersiepen, K., and Weinbrenner, S. Evidenzbericht 2007 zur
   S3-Leitlinie Brustkrebsfrüherkennung in Deutschland. 2007.
NZGG. New Zealand Guidelines Group: Management of early breast cancer. Wellington: 2009.

Unter http://www.leitlinienprogramm-onkologie.de/leitlinien/mammakarzinom/ findet sich die Kon-
sultationsfassung der S3-Leitlinie Früherkennung, Diagnostik, Therapie und Nachsorge des Mammakarzinoms, Version 0.4.1, Stand August 2017.

5 Mammasonographie – Dignitätskriterien

5.1 Herdbefund

1. Form
2. Achse
3. Rand
4. Echogenität
5. Schallfortleitung

5.1.1 Form

Oval	Rund	Irregulär
eher benigne	**indifferent**	**eher maligne**
– „elliptisch" oder eiförmig, inkl. 2–3 Undulationen, entspricht lobuliert oder makrolobuliert	– „spherisch", kreisrund	– weder rund noch oval

5.1.2 Achse

Parallel	Nicht parallel
eher benigne	**eher maligne**
– Längsachse, parallel zur Haut, breiter als hoch, entspricht horizontal	– Längsachse nicht parallel zur Haut, höher als breit, entspricht vertikal

5.1.3 Rand

umschrieben	**eher benigne** – Rand klar abgegrenzt und scharf – abrupter Übergang zwischen Herd und umgebendem Gewebe
nicht umschrieben	**eher maligne** Herd hat ein oder mehrere nachfolgende Zeichen: – **unscharf:** keine klare Abgrenzung zwischen Herd und Umgebung (über den gesamten Rand) – **anguliert:** scharfe Begrenzung, aber 1 „Ausläufer" – **mikrolobuliert:** kurzstreckige Wellen – **spikuliert:** scharfe Ausläufer

https://doi.org/10.1515/9783110331899-005

5.1.4 Echogenität

echofrei	echoreich	komplex zystisch und solide	echoarm	echogleich	heterogen
eher benigne	eher benigne	indifferent	eher maligne	eher benigne	indifferent
keine internen Echos	echoreicher als Umgebung	echoleere (zystisch) und echogene (solide) Anteile	echoärmer als Umgebung	gleiche Echogenität wie umliegendes Gewebe	verschiedene echogene Anteile in einem soliden Herd

5.1.5 Schallfortleitung

keine	Verstärkung	Schatten	kombiniertes Muster
eher benigne	eher benigne	eher maligne	indifferent
kein retrotumoröser Schatten und keine Verstärkung	echoreich dorsal vom Herd	dunkler dorsal vom Herd	Schatten und Verstärkung dorsal vom Herd

5.2 Kalzifikation

- im Herdbefund
- außerhalb des Herdbefundes
- im Milchgang (intraduktal)

⟶ darstellbar als kleine hyperechogene Foci

5.3 Assoziierte Zeichen

- Architekturstörung
  - Cooper-Ligamente unterbrochen (eher maligne)
- duktale Veränderung
  - glatt begrenzt, echoleer (eher benigne)
  - irregulär, erweitert, Kaliberschwankungen, Aufzweigungen (indifferent)
  - Vorhandensein einer intraduktalen Proliferation (indifferent)
- Hautveränderung
  - Hautverdickung >2 mm (indifferent)
  - Hauteinziehung (eher maligne)

- Ödem
  - erhöhte Echogenität und Verbreiterung der Lymphspalten (indifferent)
- Durchblutung
  - keine (indifferent)
  - innerhalb der Läsion (eher maligne)
  - Gefäße am Rand der Läsion (eher benigne)
- Elastizität
  - weich (eher benigne)
  - intermediär (indifferent)
  - hart (eher maligne)

5.4 Spezialfälle

- einfache Zyste (benigne)
  - umschrieben, rund, oval, echofrei, Schallverstärkung
- Mikrozysten in Konglomerat oder gruppierte Mikrozysten (eher benigne)
  - Gruppe von echoleerer Läsionen
    - o < 2–3 mm Durchmesser mit < 0,5 mm Septierungen
    - o ohne solide Läsion
- Komplizierte Zyste (eher benigne)
  - homogene interne Echos ohne solide Anteile
- komplexe zystische oder solide Läsion (indifferent)
  - solide Komponente innerhalb einer zystischen Läsion
- Herde in oder auf der Haut (eher benigne)
  - z. B. Atherom, Epidermiszyste, Keloid, azessorische Mamille, Neurofibrom usw.
- Fremdkörper, inkl. Implantat (benigne)
  - z. B. Clips, Coils, Draht, Katheter, Siliconom, Implantat, Glas oder Metall nach Trauma
- intramammäre Lymphknoten (benigne)
  - umschrieben, ovaler Herd mit echoarmer Rinde, echoarmem bis fettgleichem Mark, 3–10 mm
- axilläre Lymphknoten
  - Form: oval (eher benigne), rund oder irregulär (eher maligne)
  - Rinde: schmal, echoarm (eher benigne) oder verstärkt (indifferent)
  - Begrenzung: umschrieben, nicht umschrieben
  - Mark: Kompression oder Verdrängen (eher maligne)
- Vaskuläre Abnormität oder Gefäßabnormitäten (benigne)
  - AVMs
  - Mondor disease
- Postoperative Veränderungen, Flüssigkeitsansammlung (benigne)
- Fettnekrose (benigne)

5.5 Zusammenfassung (Dignitätskriterien)

Herdbefunde

eher maligne	eher benigne	indifferent
– irreguläre Form	– ovale, runde Form	– komplex zystisch und
– nicht parallel	– parallele Achse	solide Echogenität
– nicht umschrieben	– umschriebener Rand	– heterogene Echogenität
(mikrolobuliert, unscharf,	– echofrei, echoreich,	
anguliert, spikuliert)	echogleich	
– echoarm	– keine Schallfortleitung	
– Schatten in Schallfortleitung	– Verstärkung der	
	Schallfortleitung	

Lymphknoten

eher maligne	eher benigne
– runde, irreguläre Form	– ovale Form
– verbreiterte Rinde	– schmale, echoarme Rinde
– nicht umschriebene	– umschriebene Begrenzung
Begrenzung	– großes Areal, fettreiche Mark
– Kompression oder	
Verdrängung des fettreichen	
Marks	

5.6 Kategorien [1,2,3,17,20], adaptiert

Kategorien		Management	Krebswahrscheinlichkeit
0	inkomplett	zusätzliche Bildgebung	
1	unauffällig	Routine-Screening	0 %
2	gutartig	Routine-Screening	0 %
3	unklar, eher gutartig	Kontrolle im Intervall nach	> 0 %, ≤ 2 %
		6, 12, 24, 36 Monaten	
		→ wenn unverändert: B2	
		→ wenn verändert: B4 + CB	
4	unklar, eher bösartig	CB	> 2 %, < 95 %
5	bösartig	CB	≥ 95 %
6	durch CB gesichert bösartig	operative Exzision	

6 Histologische Befunde mit sonographischen Fallbeispielen

6.1 Maligne Befunde

6.1.1 Ductales Carcinoma in situ (DCIS)

6.1.1.1 DCIS – Fall 1

Form		Achse		Rand			Echogenität	
☒	oval	☒	parallel	☒	umschrieben		☐	echofrei
☐	rund	☐	nicht	☐	nicht umschrieben		☐	echoreich
☐	irregulär		parallel				☐	komplex zystisch und solide
				☐	unscharf		☒	echoarm
				☐	anguliert		☐	echogleich
				☐	mikrolobuliert		☐	heterogen
				☐	spikuliert			

Schallfortleitung		Kalzifikation		Assoziierte Zeichen oder Zusatzkriterium	
☐	keine	☐	im Herdbefund	☒	Architekturstörung
☒	Verstärkung	☐	außerhalb des	☒	präoperativ
☐	Schatten		Herdbefundes	☐	postoperativ
☐	gemischt	☐	intraduktal	☐	Spezialfall

KATEGORIEN: ☐ 1 ☐ 2 ☒ 3 ☐ 4 ☐ 5

Histologischer Befund: Ductales Carcinoma in situ, low grade, pTis (1,1 cm)

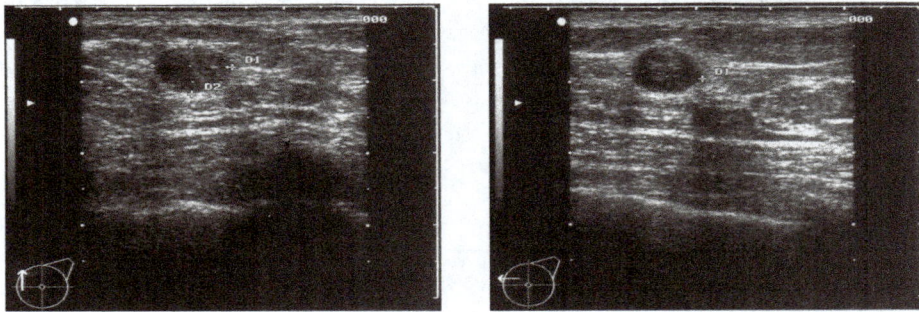

https://doi.org/10.1515/9783110331899-006

6.1.1.2 DCIS – Fall 2

Form		Achse		Rand		Echogenität	
☐ oval	☒	parallel	☐	umschrieben	☐	echofrei	
☐ rund	☐	nicht	☒	nicht umschrieben	☐	echoreich	
☒ irregulär		parallel		————————	☐	komplex zystisch und solide	
			☒	unscharf	☒	echoarm	
			☐	anguliert	☐	echogleich	
			☐	mikrolobuliert	☐	heterogen	
			☐	spikuliert			

Schallfortleitung		Kalzifikation		Assoziierte Zeichen oder Zusatzkriterium	
☐ keine	☐	im Herdbefund	☒	Architekturstörung	
☐ Verstärkung	☐	außerhalb des	☒	präoperativ	
☐ Schatten		Herdbefundes	☐	postoperativ	
☒ gemischt	☐	intraduktal	☐	Spezialfall	

KATEGORIEN: ☐ 1 ☐ 2 ☐ 3 ☐ 4 ☒ 5

Histologischer Befund: Ductales Carcinoma in situ, intermediärer Typ, pTis (2,0 cm)

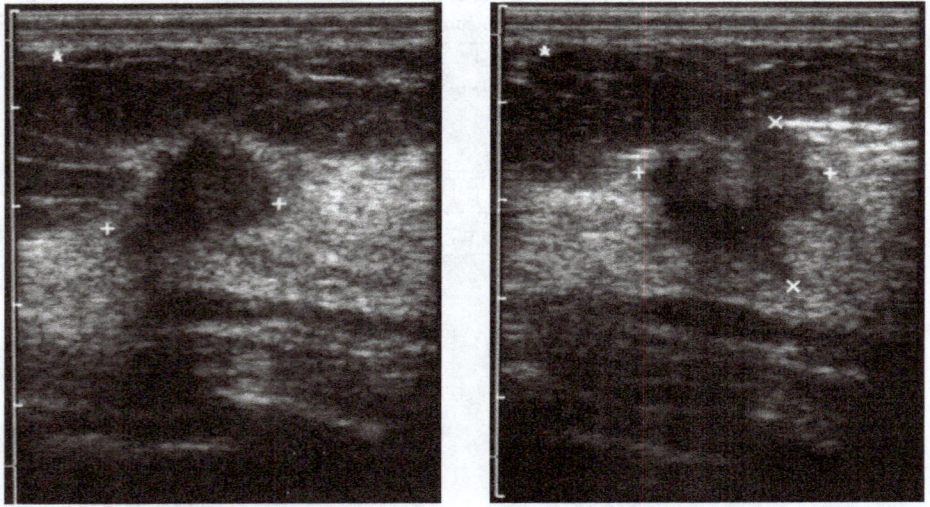

6.1.1.3 DCIS – Fall 3

Form		Achse		Rand		Echogenität	
☒	oval	☒	parallel	☐	umschrieben	☐	echofrei
☐	rund	☐	nicht	☒	nicht umschrieben	☐	echoreich
☐	irregulär		parallel		————————	☐	komplex zystisch und solide
				☒	unscharf	☐	echoarm
				☐	anguliert	☐	echogleich
				☐	mikrolobuliert	☒	heterogen
				☐	spikuliert		

Schallfortleitung		Kalzifikation		Assoziierte Zeichen oder Zusatzkriterium	
☐	keine	☒	im Herdbefund	☒	Architekturstörung
☐	Verstärkung	☐	außerhalb des	☒	präoperativ
☐	Schatten		Herdbefundes	☐	postoperativ
☒	gemischt	☐	intraduktal	☐	Spezialfall

KATEGORIEN: ☐ 1 ☐ 2 ☐ 3 ☒ 4 ☐ 5

Histologischer Befund: Duktales Carcinoma in situ, intermediärer Malignitätsgrad, pTis (3,8 cm)

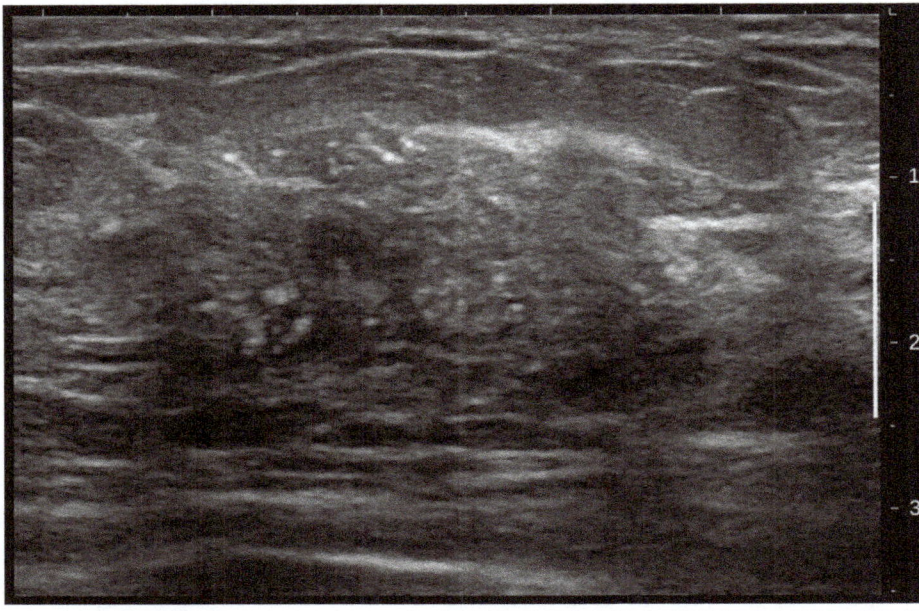

6.1.1.4 DCIS – Fall 4

Form	Achse	Rand	Echogenität
☐ oval	☒ parallel	☐ umschrieben	☐ echofrei
☐ rund	☐ nicht	☒ nicht umschrieben	☐ echoreich
☒ irregulär	parallel	_____	☐ komplex zystisch und solide
		☒ unscharf	☐ echoarm
		☐ anguliert	☐ echogleich
		☐ mikrolobuliert	☒ heterogen
		☐ spikuliert	

Schallfortleitung	Kalzifikation		Assoziierte Zeichen oder Zusatzkriterium	
☐ keine	☒ im Herdbefund		☐ Architekturstörung	
☐ Verstärkung	☐ außerhalb des		☒ präoperativ	
☐ Schatten	Herdbefundes		☐ postoperativ	
☒ gemischt	☐ intraduktal		☐ Spezialfall	

KATEGORIEN: ☐ 1 ☐ 2 ☐ 3 ☒ 4 ☐ 5

Histologischer Befund: Ductales Carcinoma in situ, intermediärer Typ, pTis (5,0 cm)

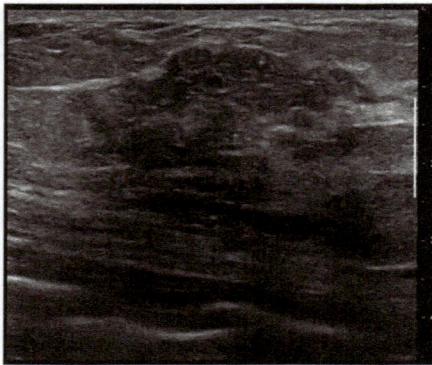

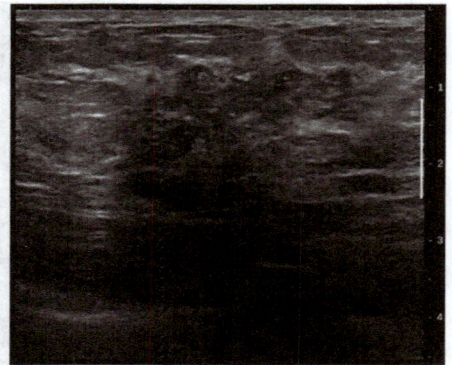

6.1.2 Intraduktales Papilläres Karzinom

Form	Achse	Rand		Echogenität
☐ oval	☐ parallel	☒ umschrieben		☐ echofrei
☒ rund	☒ nicht	☐ nicht umschrieben		☐ echoreich
☐ irregulär	parallel	―――――――――		☒ komplex zystisch und solide
		☐	unscharf	☐ echoarm
		☐	anguliert	☐ echogleich
		☐	mikrolobuliert	☐ heterogen
		☐	spikuliert	

Schallfortleitung	Kalzifikation		Assoziierte Zeichen oder Zusatzkriterium	
☐ keine	☐ im Herdbefund		☐ Architekturstörung	
☒ Verstärkung	☐ außerhalb des		☐ präoperativ	
☐ Schatten	Herdbefundes		☐ postoperativ	
☐ gemischt	☒ intraduktal		☐ Spezialfall	

KATEGORIEN: ☐ 1 ☐ 2 ☐ 3 ☒ 4 ☐ 5

Histologischer Befund: hoch differenziertes intraduktales papilläres Karzinom, pTis (2,2 cm), G1 ER: sens. (IRS: 12), PR: sens. (IRS: 12)

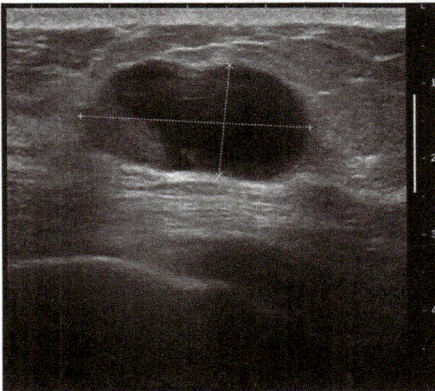

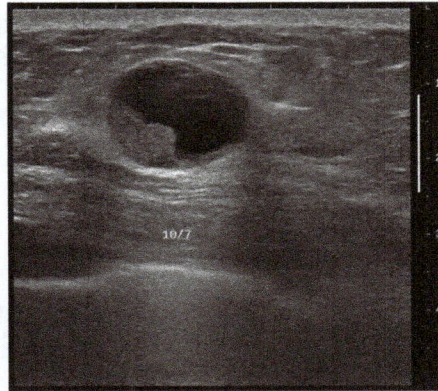

6.1.3 Carcinoma lobulare in situ (CLIS)

Form	Achse	Rand	Echogenität
☒ oval	☒ parallel	☐ umschrieben	☐ echofrei
☐ rund	☐ nicht	☒ nicht umschrieben	☐ echoreich
☐ irregulär	parallel		☐ komplex zystisch und solide
		☒ unscharf	☒ echoarm
		☐ anguliert	☐ echogleich
		☐ mikrolobuliert	☐ heterogen
		☐ spikuliert	

Schallfortleitung	Kalzifikation	Assoziierte Zeichen oder Zusatzkriterium	
☒ keine	☐ im Herdbefund	☒ Architekturstörung	
☐ Verstärkung	☐ außerhalb des	☒ präoperativ	
☐ Schatten	Herdbefundes	☐ postoperativ	
☐ gemischt	☐ intraduktal	☐ Spezialfall	

KATEGORIEN: ☐ 1 ☐ 2 ☐ 3 ☒ 4 ☐ 5

Histologischer Befund: Carcinoma lobulare in situ, pTis (0,9 cm)

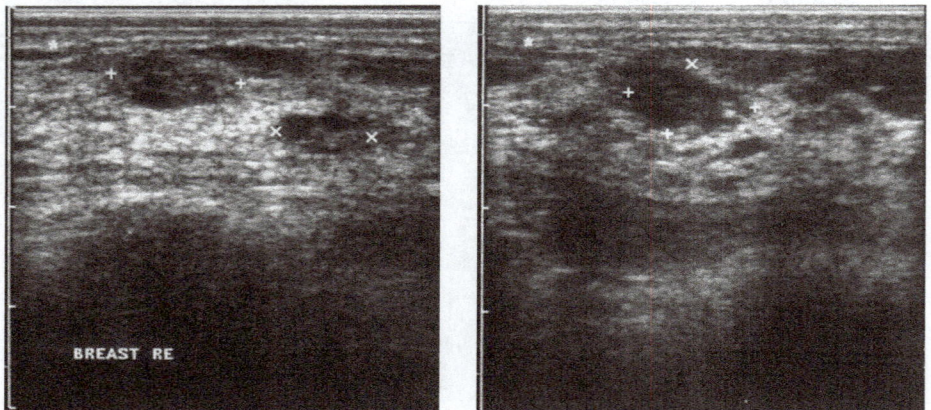

6.1.4 Invasiv duktales Karzinom, NST

6.1.4.1 NST – Fall 1

Form	Achse	Rand	Echogenität
☐ oval	☐ parallel	☐ umschrieben	☐ echofrei
☐ rund	☒ nicht	☒ nicht umschrieben	☐ echoreich
☒ irregulär	parallel	_____	☐ komplex zystisch und solide
		☐ unscharf	☒ echoarm
		☒ anguliert	☐ echogleich
		☐ mikrolobuliert	☐ heterogen
		☐ spikuliert	

Schallfortleitung	Kalzifikation		Assoziierte Zeichen oder Zusatzkriterium	
☐ keine	☐ im Herdbefund		☒ Architekturstörung	
☐ Verstärkung	☐ außerhalb des		☒ präoperativ	
☒ Schatten	Herdbefundes		☐ postoperativ	
☐ gemischt	☐ intraduktal		☐ Spezialfall	

KATEGORIEN: ☐ 1 ☐ 2 ☐ 3 ☐ 4 ☒ 5

Histologischer Befund: invasiv duktales Mammakarzinom (NST), pT1c (1,3 cm), G1 ER: sens. (IRS: 8), PR: sens. (IRS: 9), Her-2/neu: neg. (IRS: 1+), Ki-67: 6 %

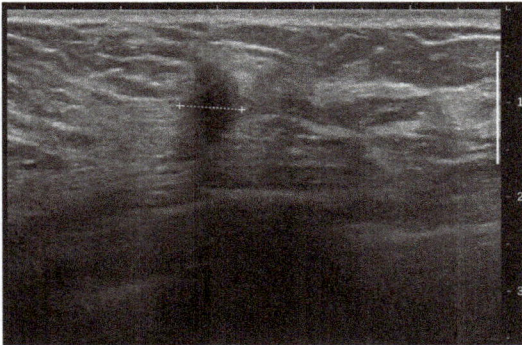

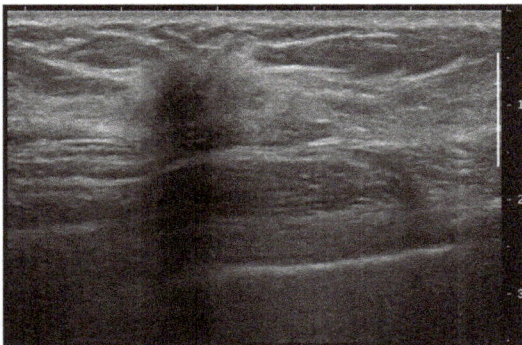

6.1.4.2 NST – Fall 2

Form	Achse	Rand		Echogenität
☐ oval	☐ parallel	☐ umschrieben		☐ echofrei
☐ rund	☒ nicht	☒ nicht umschrieben		☐ echoreich
☒ irregulär	parallel			☐ komplex zystisch und solide
		☒	unscharf	☒ echoarm
		☐	anguliert	☐ echogleich
		☐	mikrolobuliert	☐ heterogen
		☐	spikuliert	

Schallfortleitung	Kalzifikation		Assoziierte Zeichen oder Zusatzkriterium
☒ keine	☐ im Herdbefund		☐ Architekturstörung
☐ Verstärkung	☐ außerhalb des		☒ präoperativ
☐ Schatten	Herdbefundes		☐ postoperativ
☐ gemischt	☐ intraduktal		☐ Spezialfall

KATEGORIEN: ☐ 1 ☐ 2 ☐ 3 ☒ 4 ☐ 5

Histologischer Befund: invasiv duktales Mammakarzinom (NST), pT1c (1,5 cm),
G1 ER: sens. (IRS: 12), PR: sens. (IRS: 8), Her-2/neu: neg. (IRS: 1+), Ki-67: 5 %

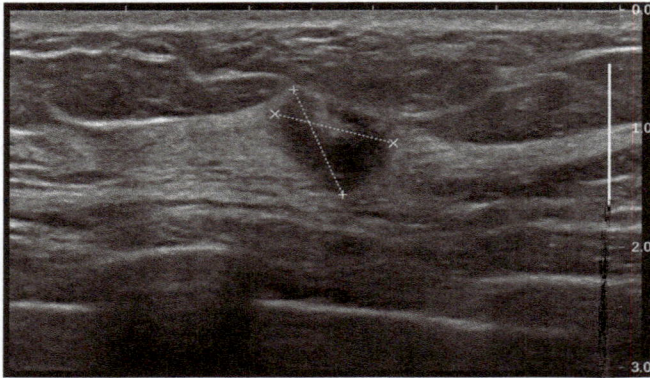

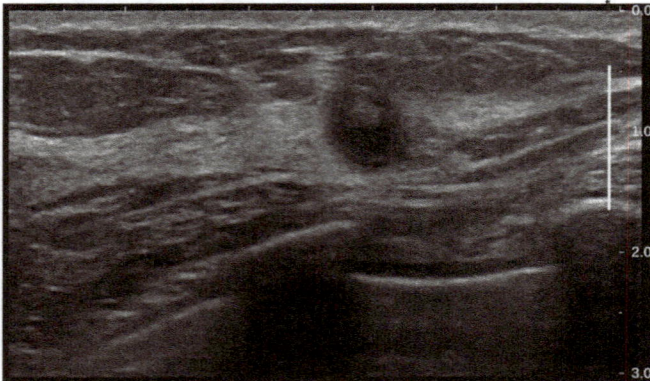

6.1.4.3 NST – Fall 3

Form		Achse		Rand		Echogenität	
☐	oval	☐	parallel	☐	umschrieben	☐	echofrei
☐	rund	☒	nicht	☒	nicht umschrieben	☐	echoreich
☒	irregulär		parallel		————————	☐	komplex zystisch und solide
				☐	unscharf	☒	echoarm
				☐	anguliert	☐	echogleich
				☒	mikrolobuliert	☐	heterogen
				☐	spikuliert		

Schallfortleitung		Kalzifikation		Assoziierte Zeichen oder Zusatzkriterium	
☒	keine	☐	im Herdbefund	☐	Architekturstörung
☐	Verstärkung	☐	außerhalb des	☒	präoperativ
☐	Schatten		Herdbefundes	☐	postoperativ
☐	gemischt	☐	intraduktal	☐	Spezialfall

KATEGORIEN: ☐ 1 ☐ 2 ☐ 3 ☒ 4 ☐ 5

Histologischer Befund: invasiv duktales Mammakarzinom (NST), cT1c (1,8 cm),
G2 ER: sens. (IRS: 6), PR: sens. (IRS: 5), Her-2/neu: pos. (IRS: 2+), Ki-67: ca. 50 %

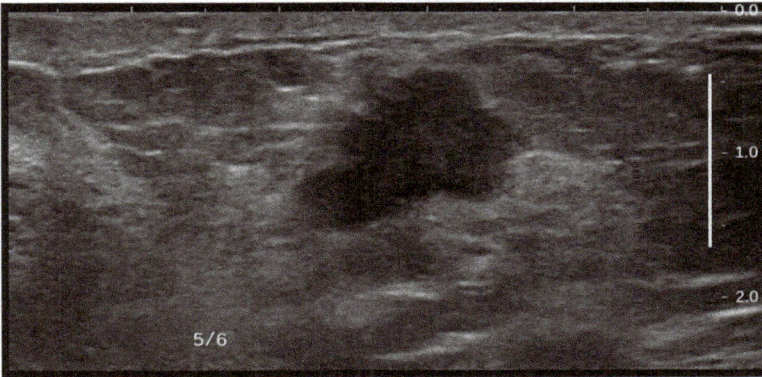

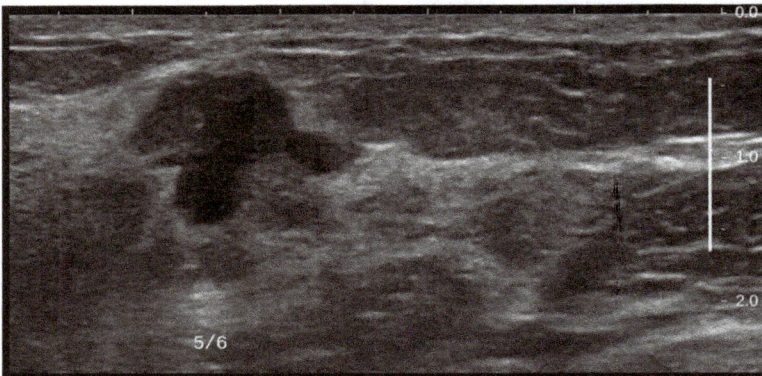

6.1.4.4 NST – Fall 4

Form	Achse	Rand	Echogenität
☐ oval	☐ parallel	☐ umschrieben	☐ echofrei
☐ rund	☒ nicht	☒ nicht umschrieben	☐ echoreich
☒ irregulär	parallel		☐ komplex zystisch und solide
		☐ unscharf	☒ echoarm
		☒ anguliert	☐ echogleich
		☐ mikrolobuliert	☐ heterogen
		☐ spikuliert	

Schallfortleitung	Kalzifikation		Assoziierte Zeichen oder Zusatzkriterium
☐ keine	☐ im Herdbefund		☐ Architekturstörung
☐ Verstärkung	☐ außerhalb des		☒ präoperativ
☒ Schatten	Herdbefundes		☐ postoperativ
☐ gemischt	☐ intraduktal		☐ Spezialfall

KATEGORIEN: ☐ 1 ☐ 2 ☐ 3 ☐ 4 ☒ 5

Histologischer Befund: invasiv duktales Mammakarzinom (NST), pT2 (2,3 cm),
G2 ER: sens. (IRS: 8), PR: sens. (IRS: 8), Her-2/neu: neg. (IRS: 1+), Ki-67: ca. 30 %

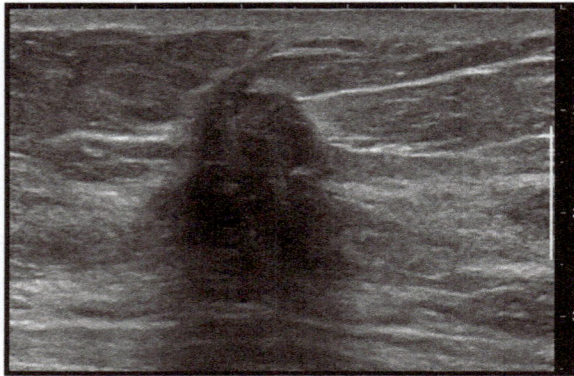

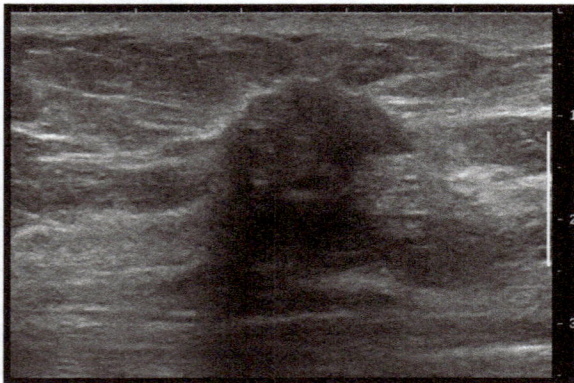

6.1.4.5 NST – Fall 5

Form	Achse	Rand	Echogenität
☐ oval	☒ parallel	☐ umschrieben	☐ echofrei
☐ rund	☐ nicht	☒ nicht umschrieben	☐ echoreich
☒ irregulär	parallel	_____	☐ komplex zystisch und solide
		☒ unscharf	☒ echoarm
		☐ anguliert	☐ echogleich
		☐ mikrolobuliert	☐ heterogen
		☐ spikuliert	

Schallfortleitung	Kalzifikation	Assoziierte Zeichen oder Zusatzkriterium	
☐ keine	☐ im Herdbefund	☒ Architekturstörung	
☐ Verstärkung	☐ außerhalb des	☒ präoperativ	
☒ Schatten	Herdbefundes	☐ postoperativ	
☐ gemischt	☐ intraduktal	☐ Spezialfall	

KATEGORIEN: ☐ 1 ☐ 2 ☐ 3 ☐ 4 ☒ 5

Histologischer Befund: invasiv duktales Mammakarzinom (NST), pT2 (2,3 cm),
G2 ER: sens. (IRS: 8), PR: sens. (IRS: 8), Her-2/neu: neg. (IRS: 1+), Ki-67: 30 %

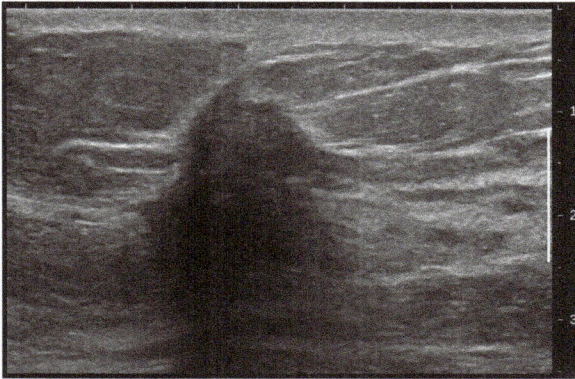

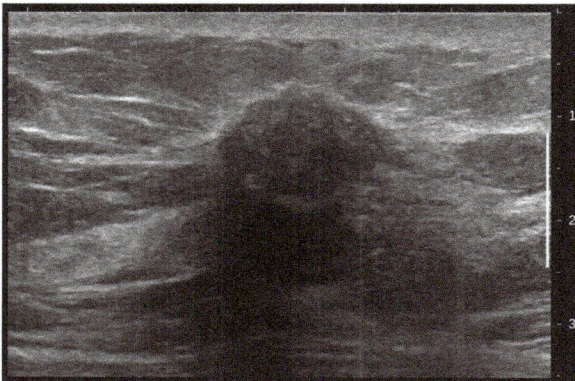

6.1.4.6 NST – Fall 6

Form	Achse	Rand	Echogenität
☐ oval	☐ parallel	☐ umschrieben	☐ echofrei
☒ rund	☒ nicht	☒ nicht umschrieben	☐ echoreich
☐ irregulär	parallel	_____	☐ komplex zystisch und solide
		☒ unscharf	☐ echoarm
		☐ anguliert	☐ echogleich
		☐ mikrolobuliert	☒ heterogen
		☐ spikuliert	

Schallfortleitung	Kalzifikation	Assoziierte Zeichen oder Zusatzkriterium
☐ keine	☐ im Herdbefund	☐ Architekturstörung
☐ Verstärkung	☐ außerhalb des	☒ präoperativ
☒ Schatten	Herdbefundes	☐ postoperativ
☐ gemischt	☐ intraduktal	☐ Spezialfall

KATEGORIEN: ☐ 1 ☐ 2 ☐ 3 ☐ 4 ☒ 5

Histologischer Befund: invasiv duktales, solide wachsendes Mammakarzinom mit Nekrosen (NST), pT2 (3,2 cm),
G3 ER: neg. (IRS: 0), PR: neg. (IRS: 0), Her-2/neu: neg. (IRS: 1+), Ki-67: 45 %

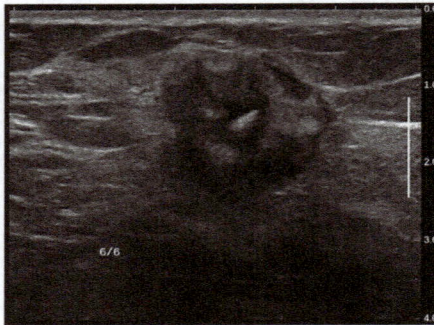

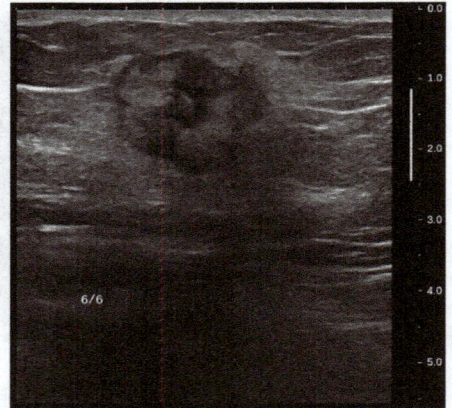

6.1.4.7 NST – Fall 7

Form	Achse	Rand		Echogenität
☐ oval	☐ parallel	☐ umschrieben		☐ echofrei
☐ rund	☒ nicht	☒ nicht umschrieben		☐ echoreich
☒ irregulär	parallel	_____		☐ komplex zystisch und solide
		☒	unscharf	☐ echoarm
		☐	anguliert	☐ echogleich
		☐	mikrolobuliert	☒ heterogen
		☐	spikuliert	

Schallfortleitung	Kalzifikation		Assoziierte Zeichen oder Zusatzkriterium	
☐ keine	☐	im Herdbefund	☐	Architekturstörung
☐ Verstärkung	☐	außerhalb des	☒	präoperativ
☐ Schatten		Herdbefundes	☐	postoperativ
☒ gemischt	☐	intraduktal	☐	Spezialfall

KATEGORIEN: ☐ 1 ☐ 2 ☐ 3 ☐ 4 ☒ 5

Histologischer Befund: invasiv duktales Mammakarzinom (NST), pT3 (5,1 cm),
G3 ER: neg. (IRS: 0), PR: neg. (IRS: 0), Her-2/neu: neg. (IRS: 1+), Ki-67: 80 %

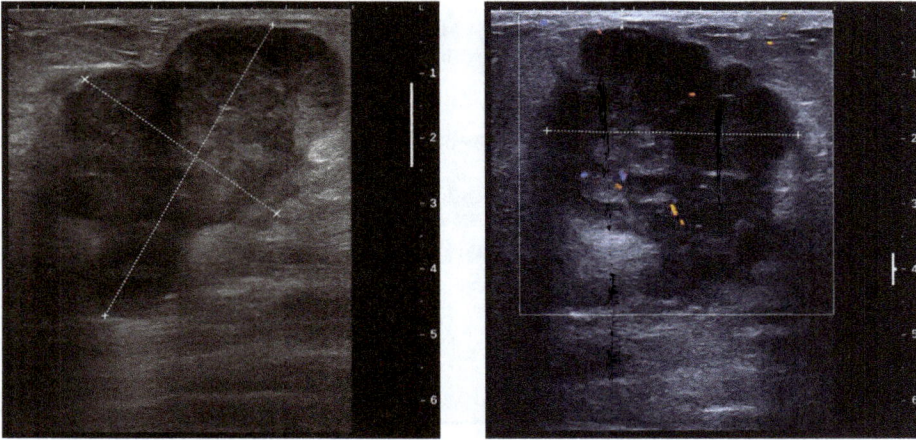

6.1.4.8 NST – Fall 8

Form	Achse	Rand	Echogenität
☐ oval	☐ parallel	☐ umschrieben	☐ echofrei
☐ rund	☒ nicht	☒ nicht umschrieben	☐ echoreich
☒ irregulär	parallel	_____	☐ komplex zystisch und solide
		☐ unscharf	☒ echoarm
		☐ anguliert	☐ echogleich
		☐ mikrolobuliert	☐ heterogen
		☒ spikuliert	

Schallfortleitung	Kalzifikation	Assoziierte Zeichen oder Zusatzkriterium
☐ keine	☐ im Herdbefund	☒ Architekturstörung
☐ Verstärkung	☐ außerhalb des	☒ präoperativ
☐ Schatten	Herdbefundes	☐ postoperativ
☒ gemischt	☐ intraduktal	☐ Spezialfall

KATEGORIEN: ☐ 1 ☐ 2 ☐ 3 ☐ 4 ☒ 5

Histologischer Befund: invasiv duktales Mammakarzinom (NST), pT3 (5,2 cm),
G3 ER: sens. (IRS: 8), PR: sens. (IRS: 1), Her-2/neu: neg. (IRS: 1+), Ki-67: 18 %

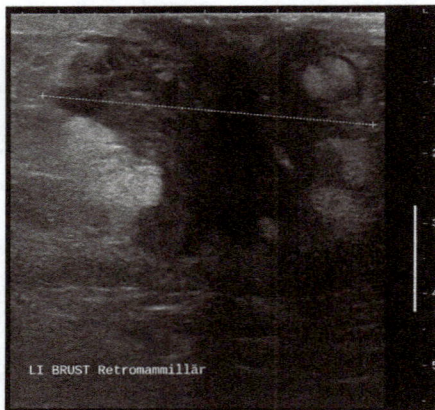
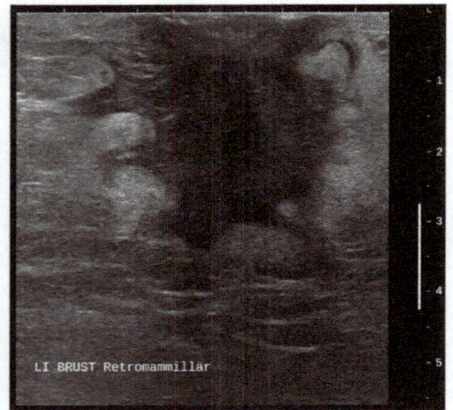

6.1.4.9 NST – Fall 9

Form	Achse	Rand		Echogenität	
☐ oval	☐ parallel	☒ umschrieben		☐ echofrei	
☒ rund	☒ nicht	☐ nicht umschrieben		☐ echoreich	
☐ irregulär	parallel	_____		☒ komplex zystisch und solide	
			☐ unscharf	☐ echoarm	
			☐ anguliert	☐ echogleich	
			☐ mikrolobuliert	☐ heterogen	
			☐ spikuliert		

Schallfortleitung	Kalzifikation		Assoziierte Zeichen oder Zusatzkriterium	
☐ keine	☐ im Herdbefund		☐ Architekturstörung	
☒ Verstärkung	☐ außerhalb des		☒ präoperativ	
☐ Schatten	Herdbefundes		☐ postoperativ	
☐ gemischt	☐ intraduktal		☐ Spezialfall	

KATEGORIEN: ☐ 1 ☐ 2 ☐ 3 ☒ 4 ☐ 5

Histologischer Befund: invasiv duktales Mammakarzinom (NST), pT3 (5,9 cm),
G3 ER: sens. (IRS: 0), PR: sens. (IRS: 0), Her-2/neu: neg. (IRS: 1+), Ki-67: 70 %

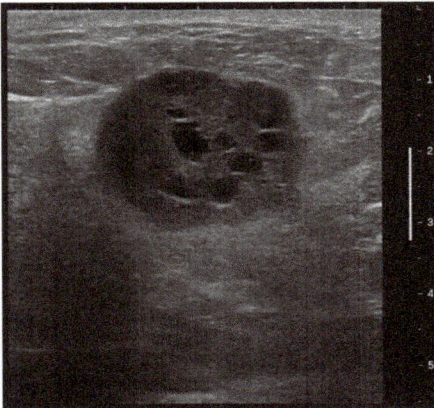

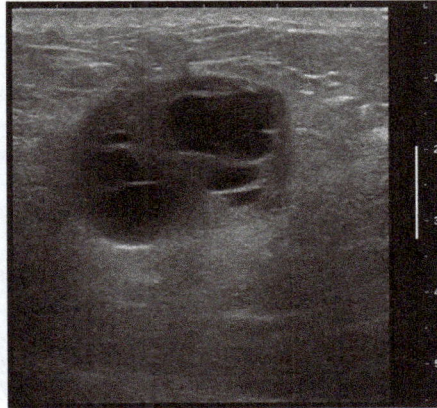

6.1.5 Invasiv lobuläres Karzinom

6.1.5.1 Invasiv lobuläres Karzinom – Fall 1

Form	Achse	Rand	Echogenität
☐ oval	☐ parallel	☐ umschrieben	☐ echofrei
☐ rund	☒ nicht	☒ nicht umschrieben	☐ echoreich
☒ irregulär	parallel		☐ komplex zystisch und solide
		☒ unscharf	☒ echoarm
		☐ anguliert	☐ echogleich
		☐ mikrolobuliert	☐ heterogen
		☐ spikuliert	

Schallfortleitung	Kalzifikation	Assoziierte Zeichen oder Zusatzkriterium	
☐ keine	☐ im Herdbefund	☒ Architekturstörung	
☐ Verstärkung	☐ außerhalb des	☒ präoperativ	
☒ Schatten	Herdbefundes	☐ postoperativ	
☐ gemischt	☐ intraduktal	☐ Spezialfall	

KATEGORIEN: ☐ 1 ☐ 2 ☐ 3 ☐ 4 ☒ 5

Histologischer Befund: invasiv lobuläres Mammakarzinom, pT1c (1,8 cm), G2

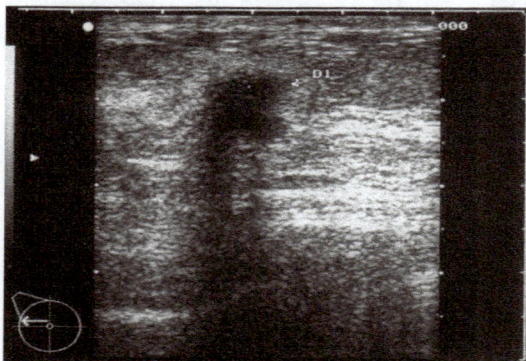

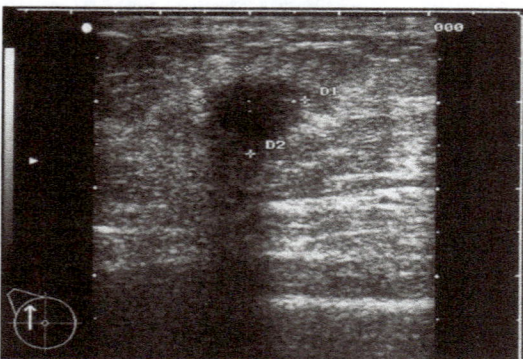

6.1.5.2 Invasiv lobuläres Karzinom – Fall 2

Form		Achse		Rand		Echogenität	
☐	oval	☒	parallel	☐	umschrieben	☐	echofrei
☐	rund	☐	nicht	☒	nicht umschrieben	☐	echoreich
☒	irregulär		parallel		_____	☐	komplex zystisch und solide
				☐	unscharf	☒	echoarm
				☐	anguliert	☐	echogleich
				☒	mikrolobuliert	☐	heterogen
				☐	spikuliert		

Schallfortleitung		Kalzifikation		Assoziierte Zeichen oder Zusatzkriterium	
☒	keine	☐	im Herdbefund	☒	Architekturstörung
☐	Verstärkung	☐	außerhalb des	☒	präoperativ
☐	Schatten		Herdbefundes	☐	postoperativ
☐	gemischt	☐	intraduktal	☐	Spezialfall

KATEGORIEN: ☐ 1 ☐ 2 ☐ 3 ☒ 4 ☐ 5

Histologischer Befund: invasiv lobuläres Mammakarzinom, G2, pT2 (2,5 cm) ER: sens. (IRS: 8), PR: sens. (IRS: 8), Her-2/neu: neg. (IRS: 1+), Ki-67: 8 %

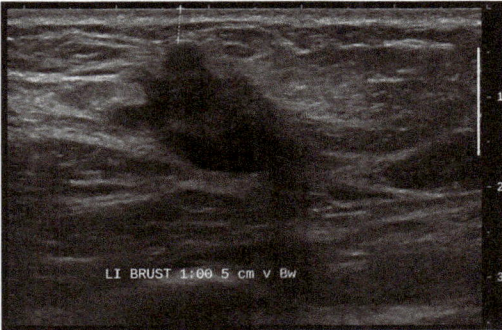

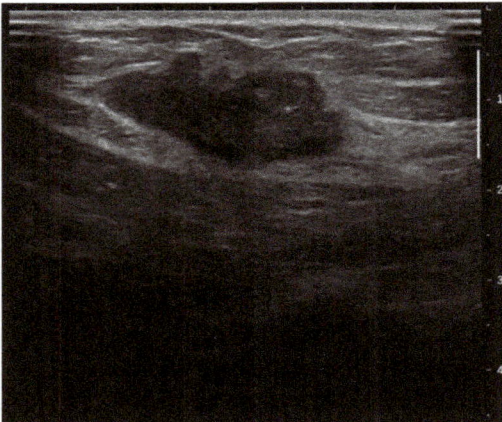

6.1.5.3 Invasiv lobuläres Karzinom – Fall 3

Form	Achse	Rand	Echogenität
☐ oval	☒ parallel	☐ umschrieben	☐ echofrei
☐ rund	☐ nicht	☒ nicht umschrieben	☐ echoreich
☒ irregulär	parallel	————————	☐ komplex zystisch und solide
		☒ unscharf	☐ echoarm
		☐ anguliert	☐ echogleich
		☐ mikrolobuliert	☒ heterogen
		☐ spikuliert	

Schallfortleitung	Kalzifikation		Assoziierte Zeichen oder Zusatzkriterium
☐ keine	☐ im Herdbefund		☒ Architekturstörung
☐ Verstärkung	☐ außerhalb des		☒ präoperativ
☐ Schatten	Herdbefundes		☐ postoperativ
☒ gemischt	☐ intraduktal		☐ Spezialfall

KATEGORIEN: ☐ 1 ☐ 2 ☐ 3 ☐ 4 ☒ 5

Histologischer Befund: invasiv lobuläres Mammakarzinom, pT2 (4,2 cm), G2 ER: sens. (IRS: 8), PR: sens. (IRS: 2), Her-2/neu: neg. (IRS: 1+), Ki-67: 20 %

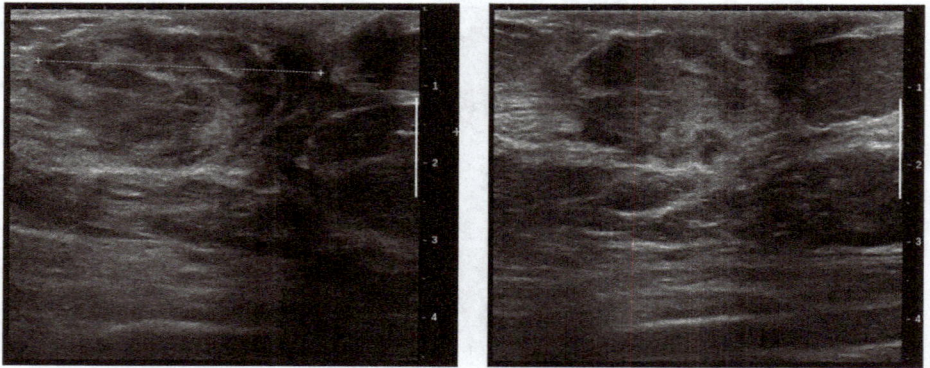

6.1.6 Medulläres Karzinom

6.1.6.1 Medulläres Karzinom – Fall 1

Form		Achse		Rand		Echogenität	
☐	oval	☐	parallel	☐	umschrieben	☐	echofrei
☐	rund	☒	nicht	☒	nicht umschrieben	☐	echoreich
☒	irregulär		parallel		_____	☐	komplex zystisch und solide
				☒	unscharf	☒	echoarm
				☐	anguliert	☐	echogleich
				☐	mikrolobuliert	☐	heterogen
				☐	spikuliert		

Schallfortleitung		Kalzifikation		Assoziierte Zeichen oder Zusatzkriterium	
☒	keine	☐	im Herdbefund	☒	Architekturstörung
☐	Verstärkung	☐	außerhalb des	☒	präoperativ
☐	Schatten		Herdbefundes	☐	postoperativ
☐	gemischt	☐	intraduktal	☐	Spezialfall

KATEGORIEN: ☐ 1 ☐ 2 ☐ 3 ☒ 4 ☐ 5

Histologischer Befund: medulläres Mammakarzinom, cT1c (1,7 cm), G3 ER: neg. (IRS: 0), PR: neg. (IRS: 0), Her-2/neu: neg. (IRS1+), Ki-67: ca. 90 %

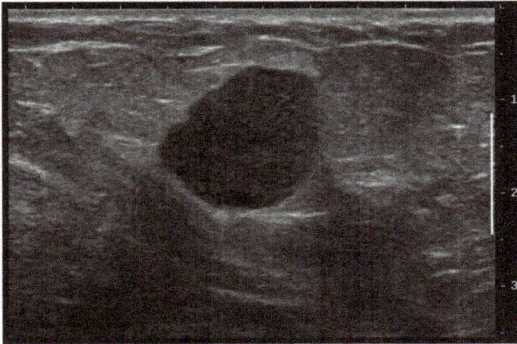

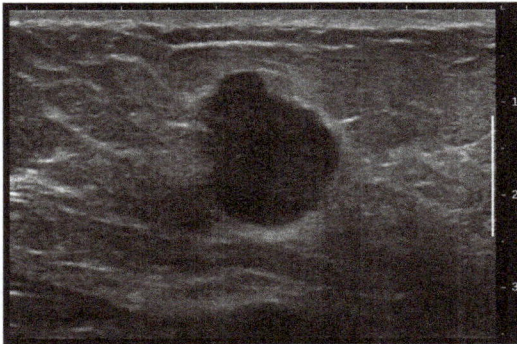

6.1.6.2 Medulläres Karzinom – Fall 2

Form	Achse	Rand	Echogenität
☒ oval	☒ parallel	☒ umschrieben	☐ echofrei
☐ rund	☐ nicht	☐ nicht umschrieben	☐ echoreich
☐ irregulär	parallel	_____	☐ komplex zystisch und solide
		☐ unscharf	☒ echoarm
		☐ anguliert	☐ echogleich
		☐ mikrolobuliert	☐ heterogen
		☐ spikuliert	

Schallfortleitung	Kalzifikation		Assoziierte Zeichen oder Zusatzkriterium	
☐ keine	☐ im Herdbefund		☒ Architekturstörung	
☒ Verstärkung	☐ außerhalb des		☒ präoperativ	
☐ Schatten	Herdbefundes		☐ postoperativ	
☐ gemischt	☐ intraduktal		☐ Spezialfall	

KATEGORIEN: ☐ 1 ☐ 2 ☐ 3 ☒ 4 ☐ 5

Histologischer Befund: Medulläres Mammakarzinom, pT2 (3,0 cm), G2

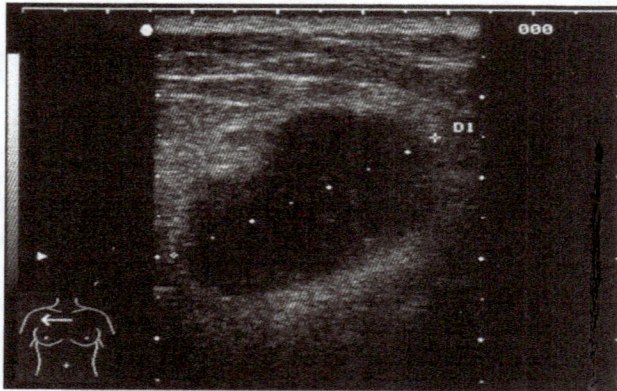

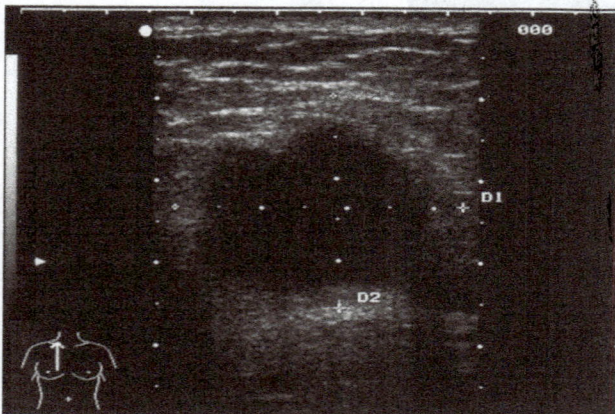

6.1.7 Muzinöses Karzinom

6.1.7.1 Muzinöses Karzinom – Fall 1

Form	Achse	Rand	Echogenität
☒ oval	☒ parallel	☒ umschrieben	☐ echofrei
☐ rund	☐ nicht	☐ nicht umschrieben	☐ echoreich
☐ irregulär	parallel	————————	☐ komplex zystisch und solide
		☐ unscharf	☒ echoarm
		☐ anguliert	☐ echogleich
		☐ mikrolobuliert	☐ heterogen
		☐ spikuliert	

Schallfortleitung	Kalzifikation		Assoziierte Zeichen oder Zusatzkriterium	
☒ keine	☐ im Herdbefund		☒ Architekturstörung	
☐ Verstärkung	☐ außerhalb des		☒ präoperativ	
☐ Schatten	Herdbefundes		☐ postoperativ	
☐ gemischt	☐ intraduktal		☐ Spezialfall	

KATEGORIEN: ☐ 1 ☐ 2 ☒ 3 ☐ 4 ☐ 5

Histologischer Befund: muzinöses Mammakarzinom, pT1c (1,4 cm), G1 ER: sens. (IRS: 12), PR: sens. (IRS: 12), Her-2/neu: neg. (IRS: 0), Ki-67: ca. 10 %

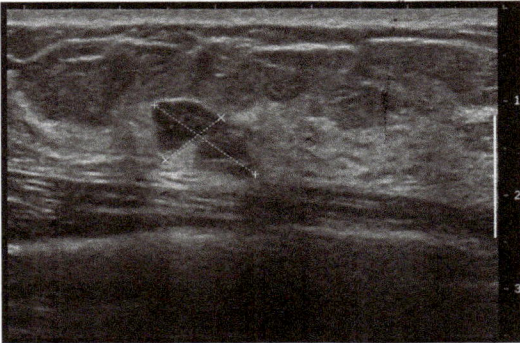

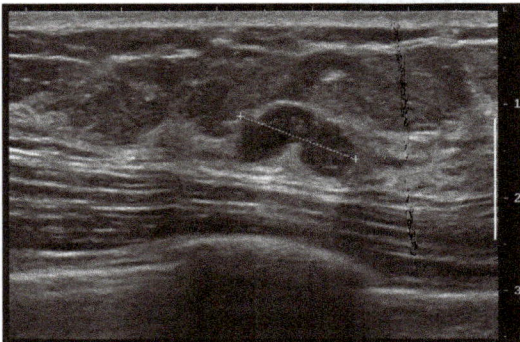

6.1.7.2 Muzinöses Karzinom – Fall 2

Form	Achse	Rand	Echogenität
☐ oval	☐ parallel	☒ umschrieben	☐ echofrei
☐ rund	☒ nicht	☐ nicht umschrieben	☐ echoreich
☒ irregulär	parallel	———————	☐ komplex zystisch und solide
		☐ unscharf	☒ echoarm
		☐ anguliert	☐ echogleich
		☐ mikrolobuliert	☐ heterogen
		☐ spikuliert	

Schallfortleitung	Kalzifikation	Assoziierte Zeichen oder Zusatzkriterium	
☒ keine	☐ im Herdbefund	☒ Architekturstörung	
☐ Verstärkung	☐ außerhalb des	☒ präoperativ	
☐ Schatten	Herdbefundes	☐ postoperativ	
☐ gemischt	☐ intraduktal	☐ Spezialfall	

KATEGORIEN: ☐ 1 ☐ 2 ☒ 3 ☐ 4 ☐ 5

Histologischer Befund: muzinöses Mammakarzinom, pT1c (1,7 cm), G1 ER: sens. (IRS: 9), PR: sens. (IRS: 3), Her-2/neu: neg. (IRS: 1+), Ki-67: 8 %

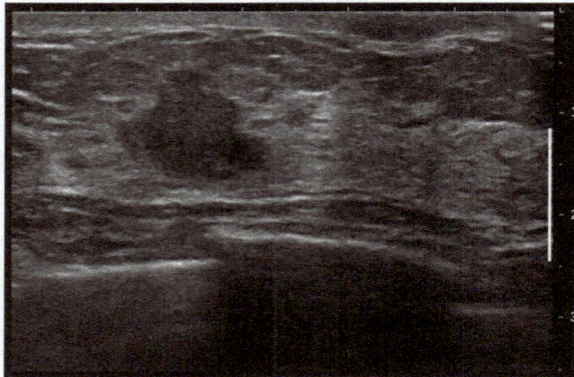

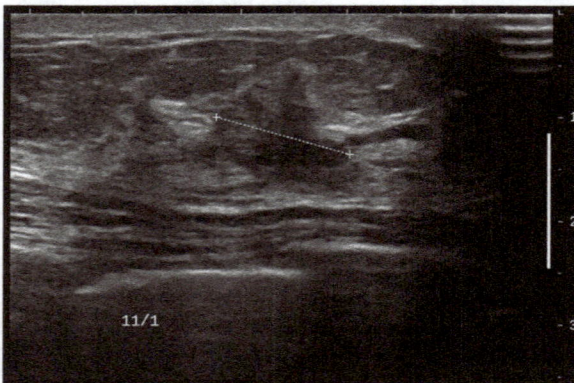

6.1.7.3 Muzinöses Karzinom – Fall 3

Form	Achse	Rand	Echogenität
☐ oval	☒ parallel	☒ umschrieben	☐ echofrei
☒ rund	☐ nicht	☐ nicht umschrieben	☐ echoreich
☐ irregulär	parallel	────────────	☐ komplex zystisch und solide
		☐ unscharf	☐ echoarm
		☐ anguliert	☐ echogleich
		☐ mikrolobuliert	☒ heterogen
		☐ spikuliert	

Schallfortleitung	Kalzifikation	Assoziierte Zeichen oder Zusatzkriterium	
☐ keine	☐ im Herdbefund	☒ Architekturstörung	
☒ Verstärkung	☐ außerhalb des	☒ präoperativ	
☐ Schatten	Herdbefundes	☐ postoperativ	
☐ gemischt	☐ intraduktal	☐ Spezialfall	

KATEGORIEN: ☐ 1 ☐ 2 ☐ 3 ☒ 4 ☐ 5

Histologischer Befund: muzinöses Mammakarzinom, pT1c (1,8 cm), G2 ER: sens. (IRS: 12),
PR: sens. (IRS: 2), Her-2/neu: pos. (IRS: 3+), Ki-67: 30 %

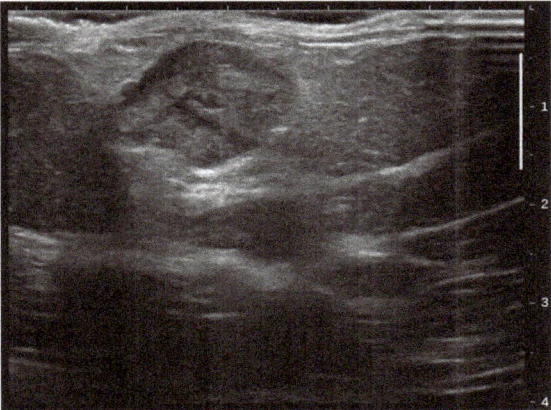

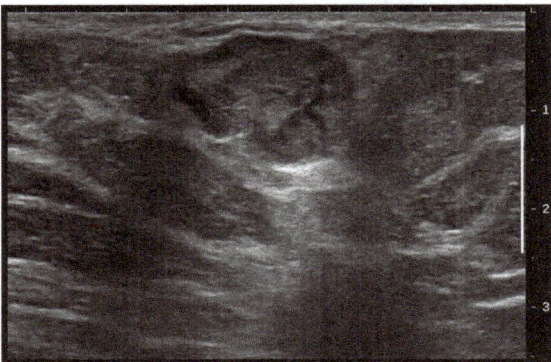

6.1.7.4 Muzinöses Karzinom – Fall 4

Form	Achse	Rand	Echogenität
☒ oval	☒ parallel	☐ umschrieben	☐ echofrei
☐ rund	☐ nicht	☒ nicht umschrieben	☐ echoreich
☐ irregulär	parallel		☐ komplex zystisch und solide
		☒ unscharf	☐ echoarm
		☐ anguliert	☐ echogleich
		☐ mikrolobuliert	☒ heterogen
		☐ spikuliert	

Schallfortleitung	Kalzifikation		Assoziierte Zeichen oder Zusatzkriterium
☐ keine	☐ im Herdbefund		☒ Architekturstörung
☒ Verstärkung	☐ außerhalb des		☒ präoperativ
☐ Schatten	Herdbefundes		☐ postoperativ
☐ gemischt	☐ intraduktal		☐ Spezialfall

KATEGORIEN: ☐ 1 ☐ 2 ☐ 3 ☒ 4 ☐ 5

Histologischer Befund: Muzinöses Mammakarzinom, pT1c (2,0 cm), G2

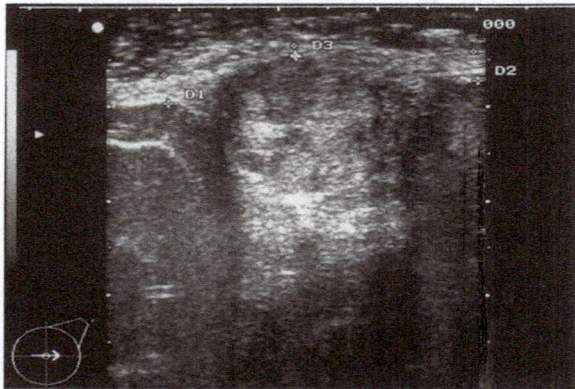

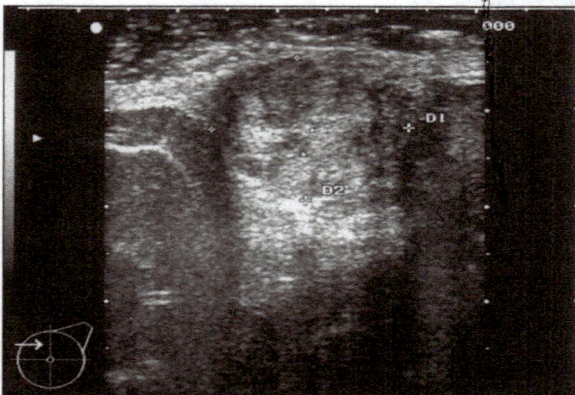

6.1.7.5 Muzinöses Karzinom – Fall 5

Form		Achse		Rand			Echogenität	
☐	oval	☒	parallel	☐	umschrieben		☐	echofrei
☐	rund	☐	nicht	☒	nicht umschrieben		☐	echoreich
☒	irregulär		parallel		————————		☒	komplex zystisch und solide
				☐	unscharf		☐	echoarm
				☒	anguliert		☐	echogleich
				☐	mikrolobuliert		☐	heterogen
				☐	spikuliert			

Schallfortleitung		Kalzifikation		Assoziierte Zeichen oder Zusatzkriterium	
☐	keine	☐	im Herdbefund	☐	Architekturstörung
☐	Verstärkung	☐	außerhalb des	☒	präoperativ
☐	Schatten		Herdbefundes	☐	postoperativ
☒	gemischt	☐	intraduktal	☐	Spezialfall

KATEGORIEN: ☐ 1 ☐ 2 ☐ 3 ☒ 4 ☐ 5

Histologischer Befund: invasiv muzinöses Mammakarzinom, pT2 (2,3 cm), G1 ER: sens. (IRS: 12), PR: sens. (IRS: 12), Her-2/neu: neg. (IRS: 0), Ki-67: 10 %

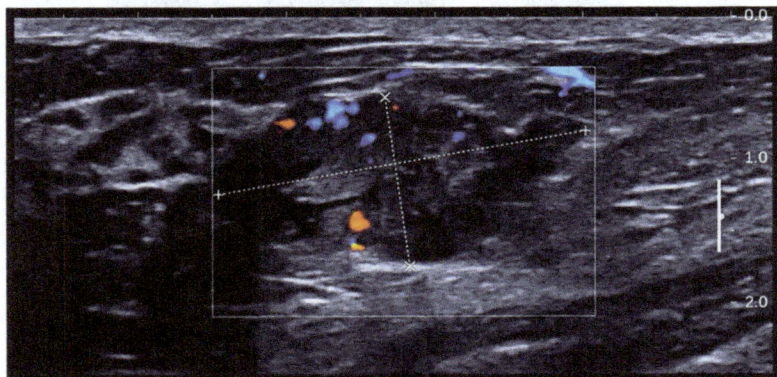

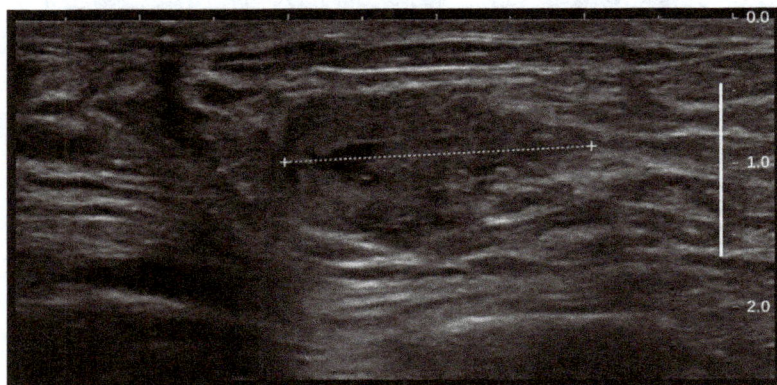

6.1.7.6 Muzinöses Karzinom – Fall 6

Form		Achse		Rand		Echogenität	
☒	oval	☒	parallel	☒	umschrieben	☐	echofrei
☐	rund	☐	nicht	☐	nicht umschrieben	☐	echoreich
☐	irregulär		parallel		_____	☒	komplex zystisch und solide
				☐	unscharf	☐	echoarm
				☐	anguliert	☐	echogleich
				☐	mikrolobuliert	☐	heterogen
				☐	spikuliert		

Schallfortleitung		Kalzifikation		Assoziierte Zeichen oder Zusatzkriterium	
☐	keine	☐	im Herdbefund	☒	Architekturstörung
☒	Verstärkung	☐	außerhalb des	☒	präoperativ
☐	Schatten		Herdbefundes	☐	postoperativ
☐	gemischt	☐	intraduktal	☐	Spezialfall

KATEGORIEN: ☐ 1 ☐ 2 ☐ 3 ☒ 4 ☐ 5

Histologischer Befund: muzinöses Mammakarzinom, pT2 (3,0 cm), G2

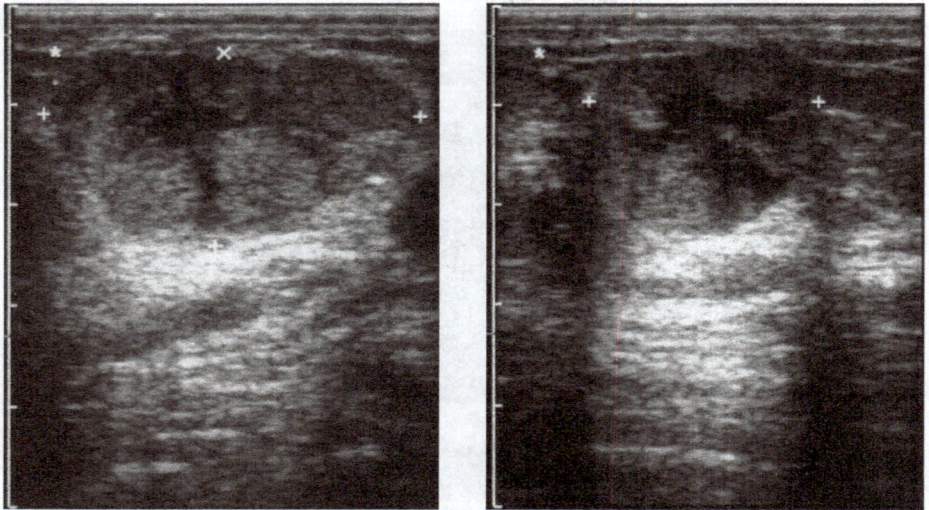

6.1.8 Tubuläres Karzinom

Form	Achse	Rand	Echogenität
☐ oval	☐ parallel	☐ umschrieben	☐ echofrei
☐ rund	☒ nicht	☒ nicht umschrieben	☐ echoreich
☒ irregulär	parallel	_____	☐ komplex zystisch und solide
		☒ unscharf	☒ echoarm
		☐ anguliert	☐ echogleich
		☐ mikrolobuliert	☐ heterogen
		☐ spikuliert	

Schallfortleitung	Kalzifikation	Assoziierte Zeichen oder Zusatzkriterium	
☐ keine	☐ im Herdbefund	☒ Architekturstörung	
☐ Verstärkung	☐ außerhalb des	☒ präoperativ	
☐ Schatten	Herdbefundes	☐ postoperativ	
☐ gemischt	☐ intraduktal	☐ Spezialfall	

KATEGORIEN: ☐ 1 ☐ 2 ☐ 3 ☐ 4 ☒ 5

Histologischer Befund: tubuläres Mammakarzinom, pT1c (1,2 cm), G⁻ ER: sens. (IRS: 8), PR: sens. (IRS: 12), Her-2/neu: neg. (IRS: 1+), Ki-67: ca. 3 %

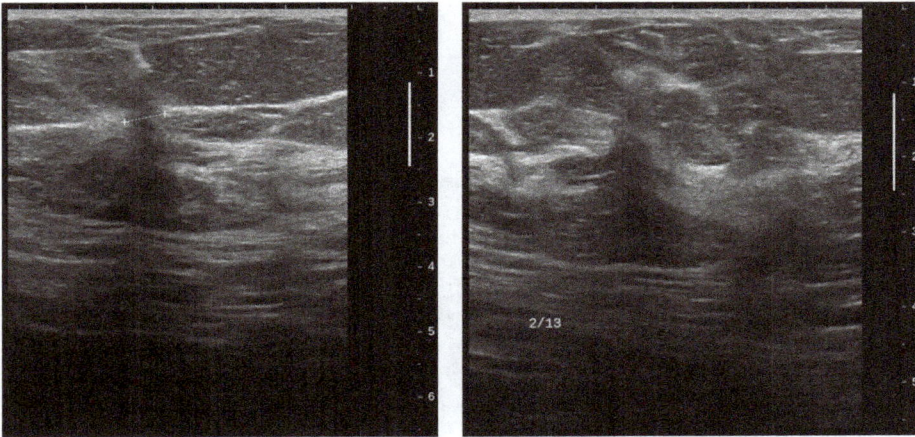

6.1.9 Apokrines Karzinom

6.1.9.1 Apokrines Karzinom – Fall 1

Form	Achse	Rand	Echogenität
☐ oval	☐ parallel	☐ umschrieben	☐ echofrei
☐ rund	☒ nicht	☒ nicht umschrieben	☐ echoreich
☒ irregulär	parallel		☐ komplex zystisch und solide
		☒ unscharf	☒ echoarm
		☐ anguliert	☐ echogleich
		☐ mikrolobuliert	☐ heterogen
		☐ spikuliert	

Schallfortleitung	Kalzifikation		Assoziierte Zeichen oder Zusatzkriterium	
☐ keine	☐ im Herdbefund		☒ Architekturstörung	
☐ Verstärkung	☐ außerhalb des		☒ präoperativ	
☐ Schatten	Herdbefundes		☐ postoperativ	
☒ gemischt	☐ intraduktal		☐ Spezialfall	

KATEGORIEN: ☐ 1 ☐ 2 ☐ 3 ☒ 4 ☐ 5

Histologischer Befund: apokrines Mammakarzinom, pT1b (0,9 cm), G2 ER: neg. (IRS: 0), PR: neg. (IRS: 0), Her-2/neu: neg. (IRS: 1+), Ki-67: 10 %

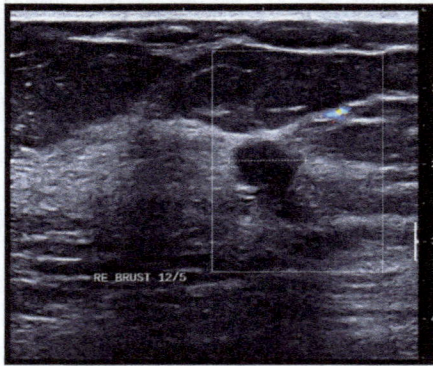

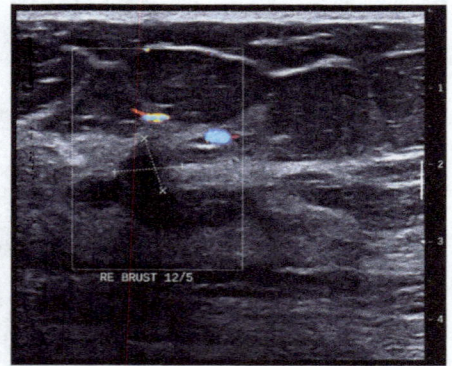

6.1.9.2 Apokrines Karzinom – Fall 2

Form		Achse		Rand		Echogenität	
☐	oval	☐	parallel	☐	umschrieben	☐	echofrei
☐	rund	☒	nicht	☒	nicht umschrieben	☐	echoreich
☒	irregulär		parallel			☐	komplex zystisch und solide
				☒	unscharf	☒	echoarm
				☐	anguliert	☐	echogleich
				☐	mikrolobuliert	☐	heterogen
				☐	spikuliert		

Schallfortleitung		Kalzifikation		Assoziierte Zeichen oder Zusatzkriterium	
☐	keine	☐	im Herdbefund	☒	Architekturstörung
☐	Verstärkung	☐	außerhalb des	☒	präoperativ
☒	Schatten		Herdbefundes	☐	postoperativ
☐	gemischt	☐	intraduktal	☐	Spezialfall

KATEGORIEN: ☐ 1 ☐ 2 ☐ 3 ☐ 4 ☒ 5

Histologischer Befund: apokrines Mammakarzinom, cT1c (1,9 cm), ypT 0, G2 ER: neg. (IRS: 0), PR: sens. (IRS: 2), Her-2/neu: sens. (IRS: 3+), Ki-67: 20 %

Vor der Chemotherapie

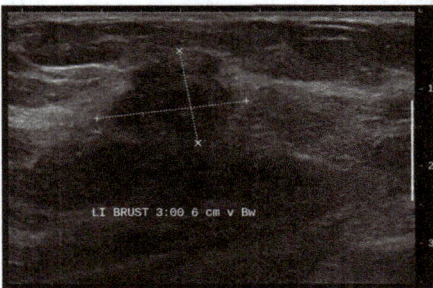

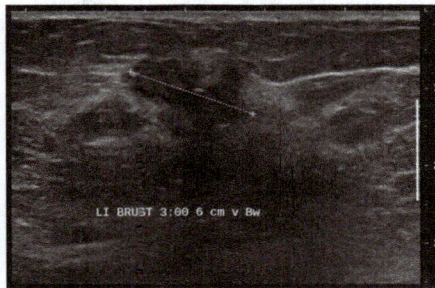

Nach der Chemotherapie

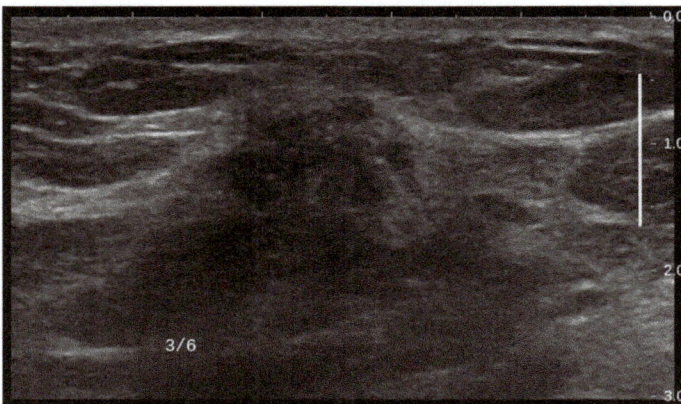

6.1.9.3 Apokrines Karzinom – Fall 3

Form	Achse	Rand		Echogenität
☐ oval	☐ parallel	☐ umschrieben		☐ echofrei
☐ rund	☒ nicht	☒ nicht umschrieben		☐ echoreich
☒ irregulär	parallel	_____		☐ komplex zystisch und solide
		☐ unscharf		☒ echoarm
		☒ anguliert		☐ echogleich
		☐ mikrolobuliert		☐ heterogen
		☐ spikuliert		

Schallfortleitung	Kalzifikation		Assoziierte Zeichen oder Zusatzkriterium
☐ keine	☐ im Herdbefund		☒ Architekturstörung
☐ Verstärkung	☐ außerhalb des		☒ präoperativ
☒ Schatten	Herdbefundes		☐ postoperativ
☐ gemischt	☐ intraduktal		☐ Spezialfall

KATEGORIEN: ☐ 1 ☐ 2 ☐ 3 ☐ 4 ☒ 5

Histologischer Befund: apokrines Mammakarzinom, pT2 (3,5 cm),
G2 Androgenrezeptor 80 % IRS: 12); ER: neg. (IRS: 0), PR: neg. (IRS: 0), Her-2/neu: sens. (IRS: 3+), Ki-67: 3 %

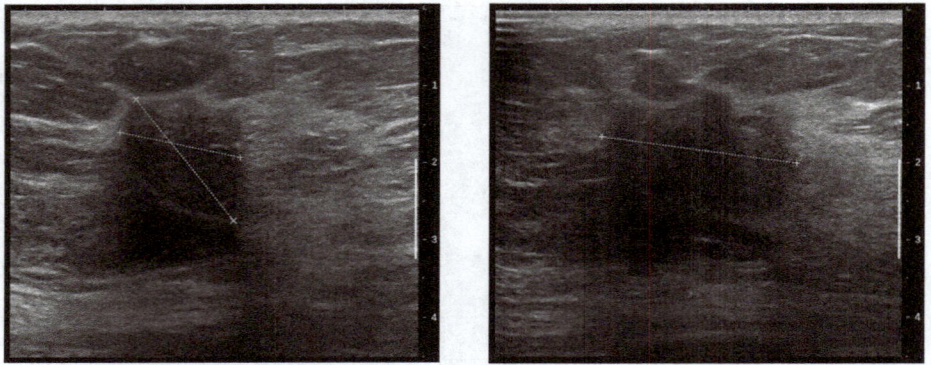

6.1.10 Neuroendokrines Karzinom

6.1.10.1 Neuroendokrines Karzinom – Fall 1

Form		Achse		Rand		Echogenität	
☐	oval	☐	parallel	☐	umschrieben	☐	echofrei
☐	rund	☒	nicht	☒	nicht umschrieben	☐	echoreich
☒	irregulär		parallel		———————	☐	komplex zystisch und solide
				☐	unscharf	☒	echoarm
				☒	anguliert	☐	echogleich
				☐	mikrolobuliert	☐	heterogen
				☐	spikuliert		

Schallfortleitung		Kalzifikation		Assoziierte Zeichen oder Zusatzkriterium	
☒	keine	☐	im Herdbefund	☒	Architekturstörung
☐	Verstärkung	☐	außerhalb des	☒	präoperativ
☐	Schatten		Herdbefundes	☐	postoperativ
☐	gemischt	☐	intraduktal	☐	Spezialfall

KATEGORIEN: ☐ 1 ☐ 2 ☐ 3 ☐ 4 ☒ 5

Histologischer Befund: neuroendokrines Mammakarzinom, cT2 (2,0 cm), G3 ER: neg. (IRS: 0), PR: sens. (IRS: 8), Her-2/neu: neg. (IRS: 0), Ki-67: 40 %

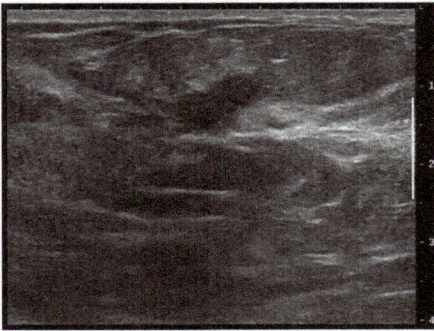

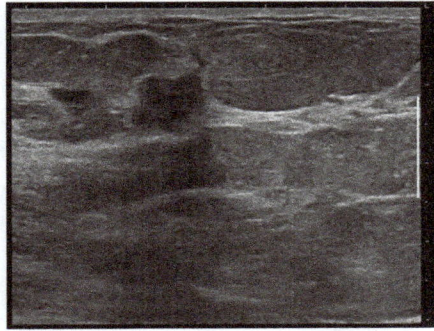

6.1.10.2 Neuroendokrines Karzinom – Fall 2

Form	Achse	Rand	Echogenität
☐ oval	☐ parallel	☐ umschrieben	☐ echofrei
☐ rund	☒ nicht	☒ nicht umschrieben	☐ echoreich
☒ irregulär	parallel	————————————	☐ komplex zystisch und solide
		☒ unscharf	☐ echoarm
		☐ anguliert	☐ echogleich
		☐ mikrolobuliert	☒ heterogen
		☐ spikuliert	

Schallfortleitung	Kalzifikation		Assoziierte Zeichen oder Zusatzkriterium
☒ keine	☐ im Herdbefund		☒ Architekturstörung
☐ Verstärkung	☐ außerhalb des		☒ präoperativ
☐ Schatten	Herdbefundes		☐ postoperativ
☒ gemischt	☐ intraduktal		☐ Spezialfall

KATEGORIEN: ☐ 1 ☐ 2 ☐ 3 ☐ 4 ☒ 5

Histologischer Befund: neuroendokrines Mammakarzinom, pT2 (3,3 cm), G3 ER: neg. (IRS: 0), PR: neg. (IRS: 0), Her-2/neu: neg. (IRS: 0), Ki-67: ca. 30 %

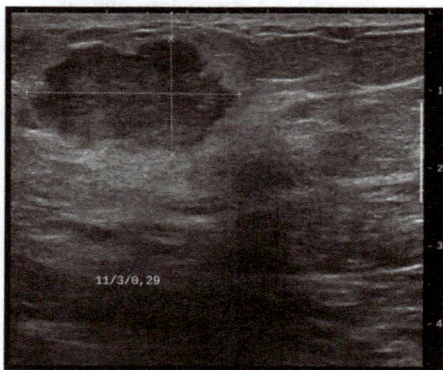

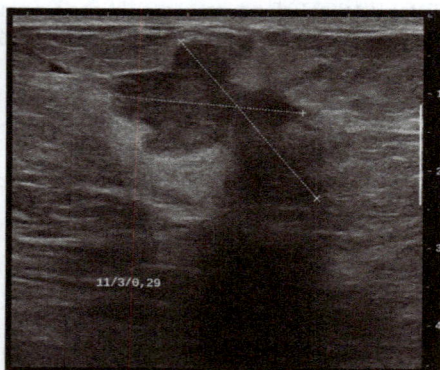

6.1.11 Invasiv Papilläres Karzinom

6.1.11.1 Invasiv Papilläres Karzinom – Fall 1

Form	Achse	Rand		Echogenität
☐ oval	☐ parallel	☒ umschrieben		☐ echofrei
☒ rund	☒ nicht	☐ nicht umschrieben		☐ echoreich
☐ irregulär	parallel	_____		☒ komplex zystisch und solide
		☐	unscharf	☐ echoarm
		☐	anguliert	☐ echogleich
		☐	mikrolobuliert	☐ heterogen
		☐	spikuliert	

Schallfortleitung	Kalzifikation		Assoziierte Zeichen oder Zusatzkriterium
☐ keine	☐ im Herdbefund	☒	Architekturstörung
☒ Verstärkung	☐ außerhalb des	☒	präoperativ
☐ Schatten	Herdbefundes	☐	postoperativ
☐ gemischt	☐ intraduktal	☐	Spezialfall

KATEGORIEN: ☐ 1 ☐ 2 ☐ 3 ☒ 4 ☐ 5

Histologischer Befund: invasiv papilläres Mammakarzinom, pT2 (4,2 cm), G3 ER: sens. (IRS: 0), PR: sens. (IRS: 2), Her-2/neu: neg. (IRS: 1+), Ki-67: 50 %

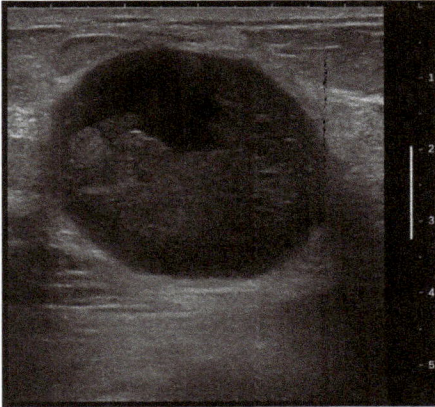

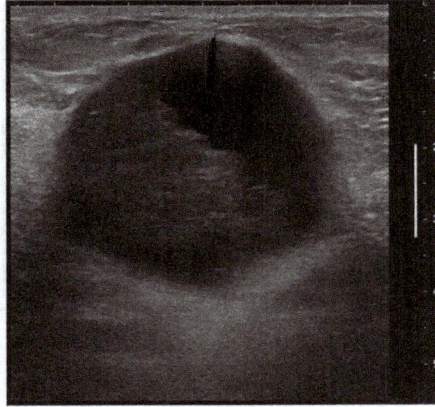

6.1.11.2 Invasiv Papilläres Karzinom – Fall 2

Form	Achse	Rand		Echogenität
☐ oval	☐ parallel	☒ umschrieben		☐ echofrei
☒ rund	☒ nicht	☐ nicht umschrieben		☐ echoreich
☐ irregulär	parallel	————————		☒ komplex zystisch und solide
		☐	unscharf	☐ echoarm
		☐	anguliert	☐ echogleich
		☐	mikrolobuliert	☐ heterogen
		☐	spikuliert	

Schallfortleitung	Kalzifikation	Assoziierte Zeichen oder Zusatzkriterium	
☐ keine	☐ im Herdbefund	☒	Architekturstörung
☒ Verstärkung	☐ außerhalb des	☒	präoperativ
☐ Schatten	Herdbefundes	☐	postoperativ
☐ gemischt	☐ intraduktal	☐	Spezialfall

KATEGORIEN: ☐ 1 ☐ 2 ☐ 3 ☒ 4 ☐ 5

Histologischer Befund: invasiv papilläres Mammakarzinom, pT2 (4,2 cm), G3 ER: neg. (IRS: 0), PR: sens. (IRS: 2), Her-2/neu: neg. (IRS: 1+), Ki-67: 50 %

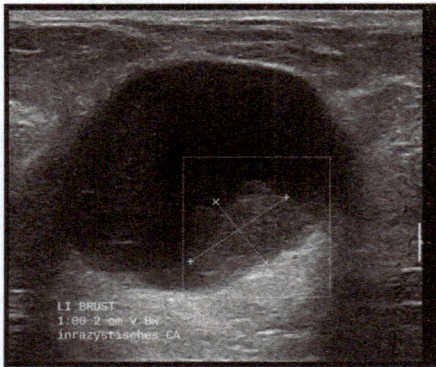

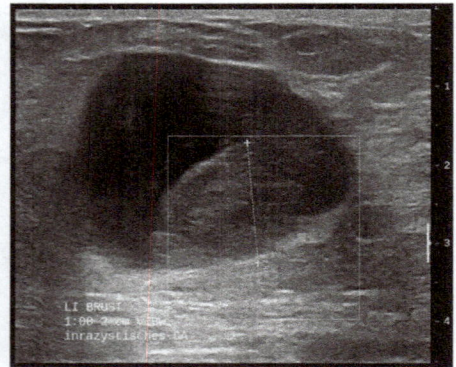

6.1.12 Intrazystisches Karzinom

6.1.12.1 Intrazystisches Karzinom – Fall 1

Form		Achse		Rand		Echogenität	
☐	oval	☒	parallel	☒	umschrieben	☐	echofrei
☒	rund	☐	nicht	☐	nicht umschrieben	☐	echoreich
☐	irregulär		parallel		――――――――――	☒	komplex zystisch und solide
				☐	unscharf	☐	echoarm
				☐	anguliert	☐	echogleich
				☐	mikrolobuliert	☐	heterogen
				☐	spikuliert		

Schallfortleitung		Kalzifikation		Assoziierte Zeichen oder Zusatzkriterium	
☐	keine	☐	im Herdbefund	☒	Architekturstörung
☒	Verstärkung	☐	außerhalb des	☒	präoperativ
☐	Schatten		Herdbefundes	☐	postoperativ
☐	gemischt	☐	intraduktal	☐	Spezialfall

KATEGORIEN: ☐ 1 ☐ 2 ☐ 3 ☒ 4 ☐ 5

Histologischer Befund: intrazystisches Mammakarzinom, pT2 (2,0 cm), G2

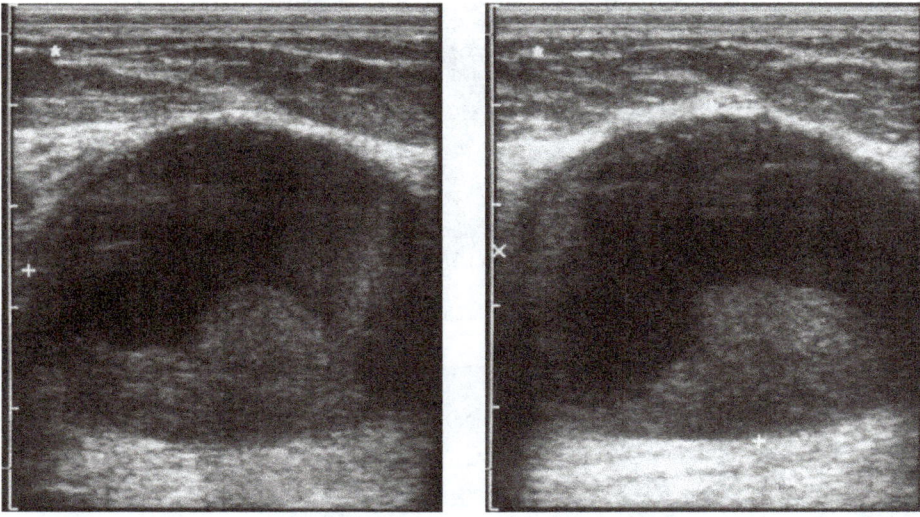

6.1.12.2 Intrazystisches Karzinom – Fall 2

Form	Achse	Rand	Echogenität
☐ oval	☐ parallel	☐ umschrieben	☐ echofrei
☒ rund	☒ nicht	☒ nicht umschrieben	☐ echoreich
☐ irregulär	parallel	———————————	☒ komplex zystisch und solide
		☒ unscharf	☐ echoarm
		☐ anguliert	☐ echogleich
		☐ mikrolobuliert	☐ heterogen
		☐ spikuliert	

Schallfortleitung	Kalzifikation	Assoziierte Zeichen oder Zusatzkriterium
☐ keine	☐ im Herdbefund	☒ Architekturstörung
☒ Verstärkung	☐ außerhalb des	☒ präoperativ
☐ Schatten	Herdbefundes	☐ postoperativ
☐ gemischt	☐ intraduktal	☐ Spezialfall

KATEGORIEN: ☐ 1 ☐ 2 ☐ 3 ☒ 4 ☐ 5

Histologischer Befund: Intrazystisches Mammakarzinom, pT2 (2,5 cm), G2

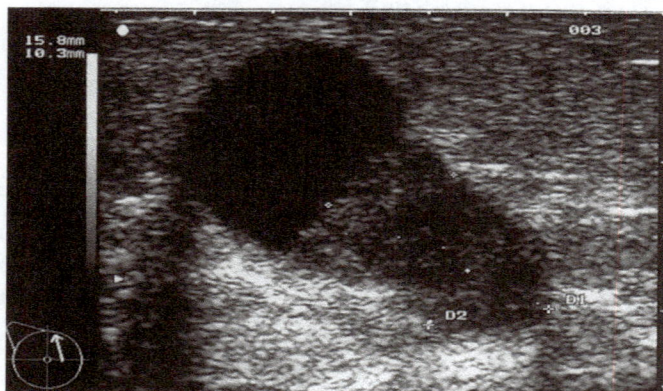

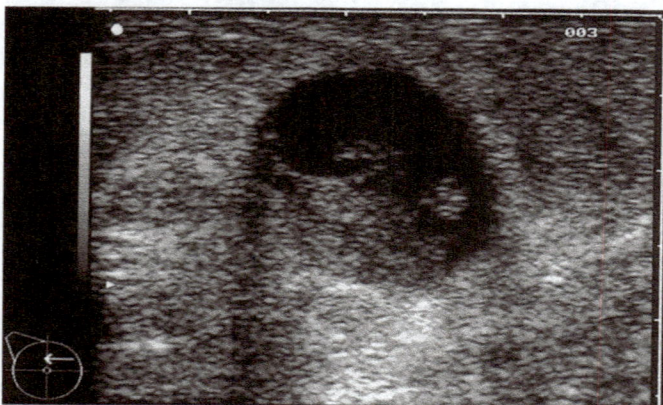

6.1.12.3 Intrazystisches Karzinom – Fall 3

Form		Achse		Rand		Echogenität	
☐	oval	☒	parallel	☐	umschrieben	☐	echofrei
☐	rund	☐	nicht	☒	nicht umschrieben	☐	echoreich
☒	irregulär		parallel		————————	☒	komplex zystisch und solide
				☒	unscharf	☐	echoarm
				☐	anguliert	☐	echogleich
				☐	mikrolobuliert	☐	heterogen
				☐	spikuliert		

Schallfortleitung		Kalzifikation		Assoziierte Zeichen oder Zusatzkriterium	
☐	keine	☐	im Herdbefund	☒	Architekturstörung
☐	Verstärkung	☐	außerhalb des	☒	präoperativ
☐	Schatten		Herdbefundes	☐	postoperativ
☒	gemischt	☐	intraduktal	☐	Spezialfall

KATEGORIEN: ☐ 1 ☐ 2 ☐ 3 ☒ 4 ☐ 5

Histologischer Befund: metaplastisches Karzinom vom Typ eines teilweise zystischen Plattenepithelkarzinoms, cT1c (3,1 cm),
G2 ER: neg. (IRS: 0), PR: neg. (IRS: 0), Her-2/neu: neg. (IRS: 0), Ki-67: ca. 15 %

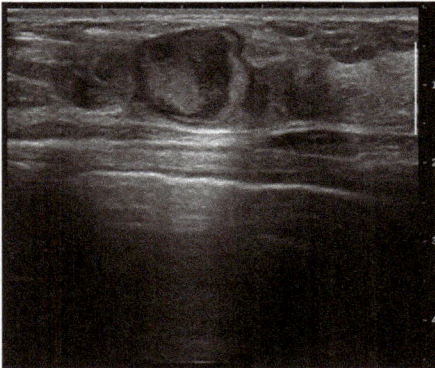

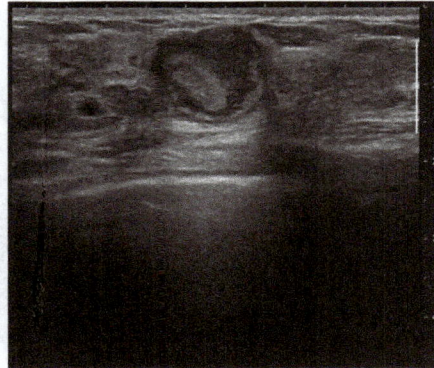

6.1.13 Invasives mikropapilläres Karzinom

Form	Achse	Rand		Echogenität
☐ oval	☐ parallel	☒ umschrieben		☐ echofrei
☐ rund	☒ nicht	☐ nicht umschrieben		☐ echoreich
☒ irregulär	parallel	————————		☐ komplex zystisch und solide
			☐ unscharf	☒ echoarm
			☐ anguliert	☐ echogleich
			☐ mikrolobuliert	☐ heterogen
			☐ spikuliert	

Schallfortleitung	Kalzifikation		Assoziierte Zeichen oder Zusatzkriterium	
☒ keine	☐ im Herdbefund		☒ Architekturstörung	
☐ Verstärkung	☐ außerhalb des		☒ präoperativ	
☐ Schatten	Herdbefundes		☐ postoperativ	
☐ gemischt	☐ intraduktal		☐ Spezialfall	

KATEGORIEN: ☐ 1 ☐ 2 ☐ 3 ☒ 4 ☐ 5

Histologischer Befund: mikropapilläres Mammakarzinom, cT1c (1,1 cm), G2 ER: sens. (IRS: 2), PR: sens. (IRS: 4), Her-2/neu: pos. (IRS: 3+), Ki-67: 25 %

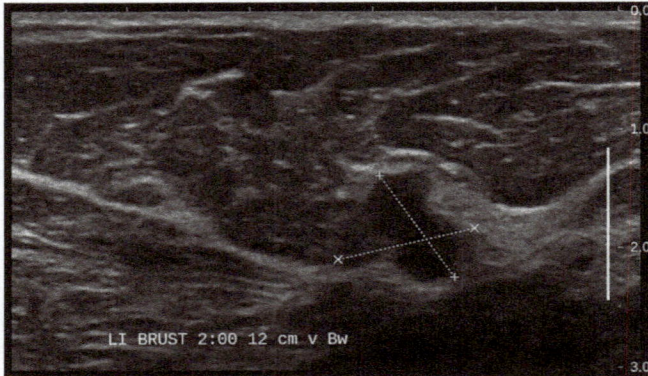

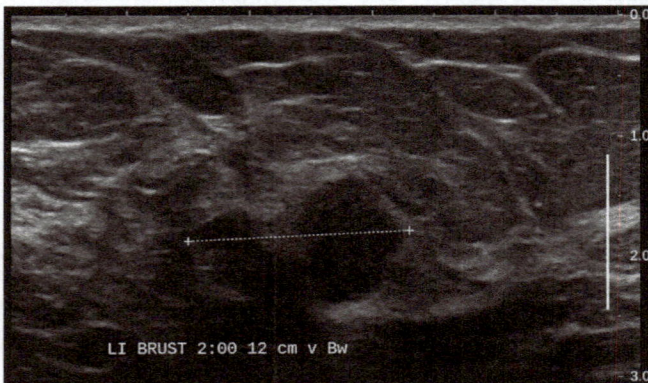

6.1.14 Adenoid-zystisches Karzinom

Form		Achse		Rand			Echogenität	
☒	oval	☒	parallel	☐	umschrieben		☐	echofrei
☐	rund	☐	nicht	☒	nicht umschrieben		☐	echoreich
☐	irregulär		parallel				☐	komplex zystisch und solide
				☒	unscharf		☐	echoarm
				☐	anguliert		☐	echogleich
				☐	mikrolobuliert		☒	heterogen
				☐	spikuliert			

Schallfortleitung		Kalzifikation		Assoziierte Zeichen oder Zusatzkriterium	
☐	keine	☐	im Herdbefund	☒	Architekturstörung
☒	Verstärkung	☐	außerhalb des	☒	präoperativ
☐	Schatten		Herdbefundes	☐	postoperativ
☐	gemischt	☐	intraduktal	☐	Spezialfall

KATEGORIEN: ☐ 1 ☐ 2 ☐ 3 ☒ 4 ☐ 5

Histologischer Befund: adenoid-zystisches Mammakarzinom, pT1c (1,3 cm), G1

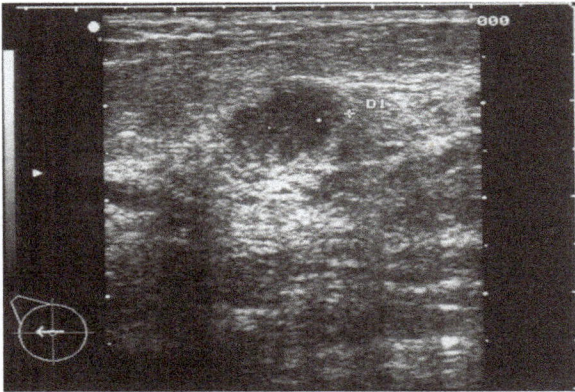

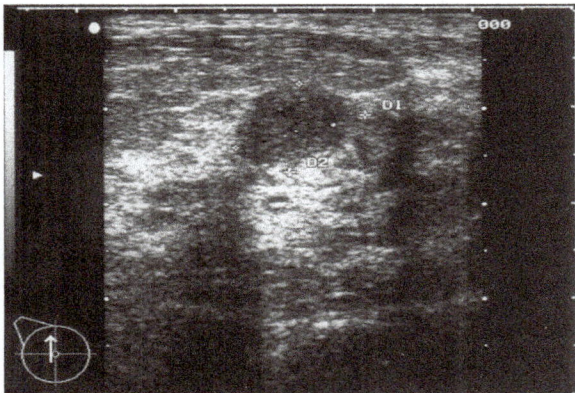

6.1.15 Primäres Plattenepithelkarzinom

Form	Achse	Rand	Echogenität
☐ oval	☐ parallel	☐ umschrieben	☐ echofrei
☒ rund	☒ nicht	☒ nicht umschrieben	☐ echoreich
☐ irregulär	parallel		☐ komplex zystisch und solide
		☒ unscharf	☒ echoarm
		☐ anguliert	☐ echogleich
		☐ mikrolobuliert	☐ heterogen
		☐ spikuliert	

Schallfortleitung	Kalzifikation		Assoziierte Zeichen oder Zusatzkriterium
☐ keine	☐ im Herdbefund		☒ Architekturstörung
☒ Verstärkung	☐ außerhalb des		☒ präoperativ
☐ Schatten	Herdbefundes		☐ postoperativ
☐ gemischt	☐ intraduktal		☐ Spezialfall

KATEGORIEN: ☐ 1 ☐ 2 ☐ 3 ☒ 4 ☐ 5

Histologischer Befund: primäres Plattenepithelkarzinom, pT2 (2,5 cm), G2

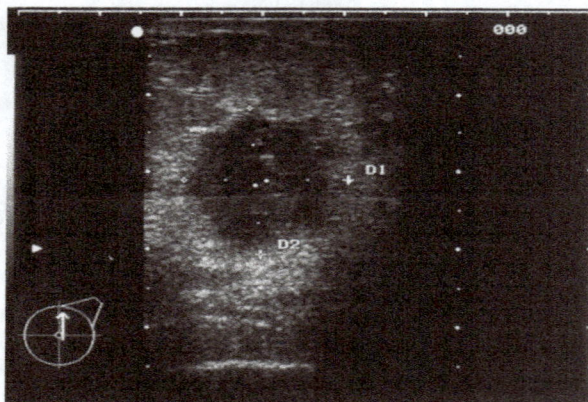

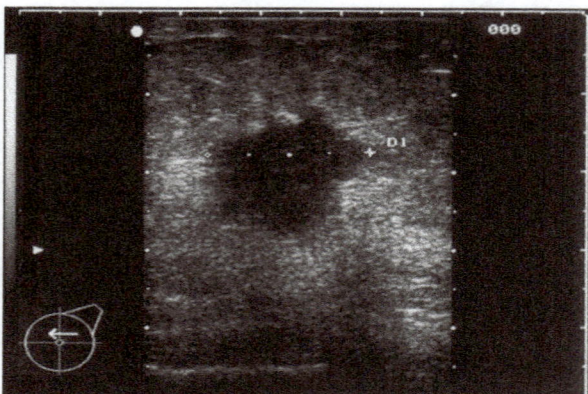

6.1.16 Karzinosarkom

6.1.16.1 Karzinosarkom – Fall 1

Form	Achse	Rand	Echogenität
☒ oval	☒ parallel	☐ umschrieben	☐ echofrei
☐ rund	☐ nicht	☒ nicht umschrieben	☐ echoreich
☐ irregulär	parallel	———————	☒ komplex zystisch und solide
		☐ unscharf	☐ echoarm
		☒ anguliert	☐ echogleich
		☐ mikrolobuliert	☐ heterogen
		☐ spikuliert	

Schallfortleitung	Kalzifikation	Assoziierte Zeichen oder Zusatzkriterium
☒ keine	☐ im Herdbefund	☒ Architekturstörung
☐ Verstärkung	☐ außerhalb des	☒ präoperativ
☐ Schatten	Herdbefundes	☐ postoperativ
☐ gemischt	☐ intraduktal	☐ Spezialfall

KATEGORIEN: ☐ 1 ☐ 2 ☐ 3 ☒ 4 ☐ 5

Histologischer Befund: Karzinosarkom, pT1c (2,0 cm), G3

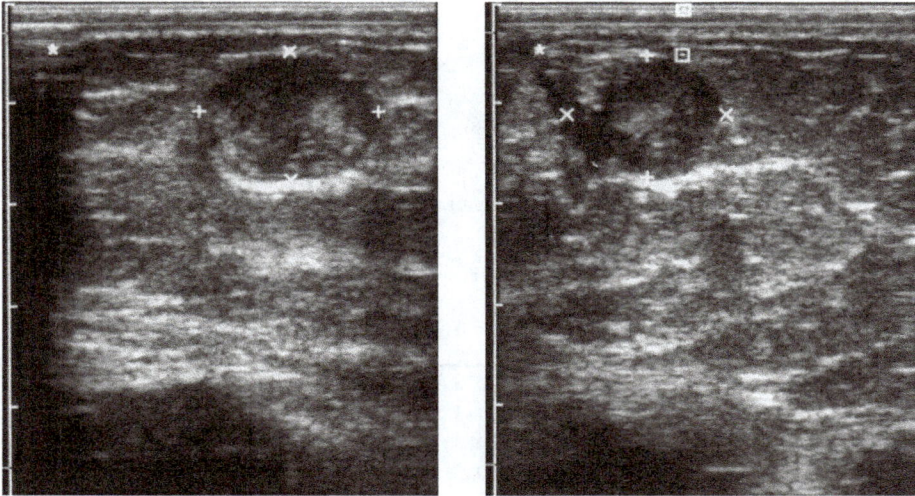

6.1.16.2 Karzinosarkom – Fall 2

Form	Achse	Rand		Echogenität
☐ oval	☒ parallel	☒ umschrieben		☐ echofrei
☒ rund	☐ nicht	☐ nicht umschrieben		☐ echoreich
☐ irregulär	parallel			☐ komplex zystisch und solide
		☐	unscharf	☒ echoarm
		☐	anguliert	☐ echogleich
		☐	mikrolobuliert	☐ heterogen
		☐	spikuliert	

Schallfortleitung	Kalzifikation	Assoziierte Zeichen oder Zusatzkriterium
☒ keine	☐ im Herdbefund	☐ Architekturstörung
☐ Verstärkung	☐ außerhalb des	☒ präoperativ
☐ Schatten	Herdbefundes	☐ postoperativ
☐ gemischt	☐ intraduktal	☐ Spezialfall

KATEGORIEN: ☐ 1 ☐ 2 ☐ 3 ☒ 4 ☐ 5

Histologischer Befund: metaplastisches matrixbildenes Karzinom (Karzinosarkom), pT (1,7 cm), G1 ER: neg. (IRS: 0), PR: neg, (IRS: 0), Her-2/neu: neg. (1+), Ki-67: ca. 2 %

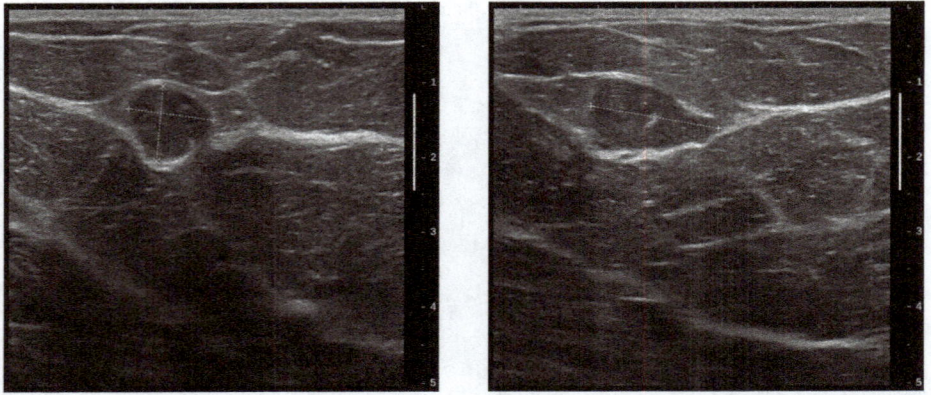

6.1.17 Lipidreiches (-bildendes) Karzinom

Form	Achse	Rand	Echogenität
☐ oval	☐ parallel	☐ umschrieben	☐ echofrei
☐ rund	☒ nicht	☒ nicht umschrieben	☐ echoreich
☒ irregulär	parallel	────────────────	☐ komplex zystisch und solide
		☐ unscharf	☐ echoarm
		☒ anguliert	☐ echogleich
		☐ mikrolobuliert	☒ heterogen
		☐ spikuliert	

Schallfortleitung	Kalzifikation	Assoziierte Zeichen oder Zusatzkriterium	
☐ keine	☐ im Herdbefund	☒ Architekturstörung	
☐ Verstärkung	☐ außerhalb des	☒ präoperativ	
☒ Schatten	Herdbefundes	☐ postoperativ	
☐ gemischt	☐ intraduktal	☐ Spezialfall	

KATEGORIEN: ☐ 1 ☐ 2 ☐ 3 ☒ 4 ☐ 5

Histologischer Befund: lipidreiches (bildendes) Mammakarzinom, pT1c (2,0 cm), G2

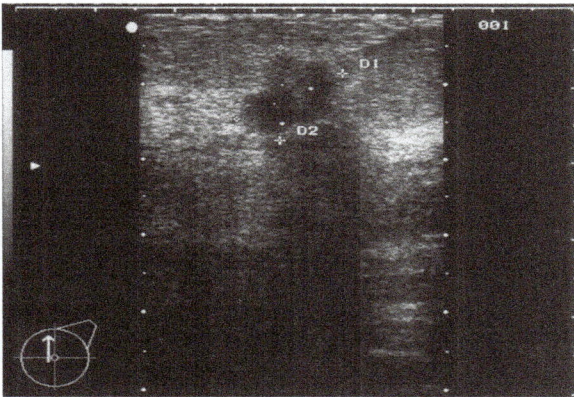

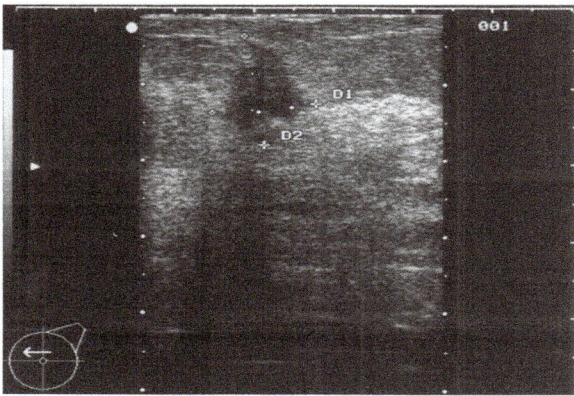

6.1.18 Cystosarcoma phylloides malignum

Form	Achse	Rand	Echogenität
☐ oval	☐ parallel	☐ umschrieben	☐ echofrei
☐ rund	☒ nicht	☒ nicht umschrieben	☐ echoreich
☒ irregulär	parallel	_____	☐ komplex zystisch und solide
		☒ unscharf	☐ echoarm
		☐ anguliert	☐ echogleich
		☐ mikrolobuliert	☒ heterogen
		☐ spikuliert	

Schallfortleitung	Kalzifikation	Assoziierte Zeichen oder Zusatzkriterium	
☐ keine	☐ im Herdbefund	☒ Architekturstörung	
☒ Verstärkung	☐ außerhalb des	☒ präoperativ	
☐ Schatten	Herdbefundes	☐ postoperativ	
☐ gemischt	☐ intraduktal	☐ Spezialfall	

KATEGORIEN: ☐ 1 ☐ 2 ☐ 3 ☒ 4 ☐ 5

Histologischer Befund: maligner phylloides Tumor (Cystosarcoma phylloides malignum) mit Teildifferenzierung im Sinne eines Stromal overgrowth), pT2 (2,5 cm)

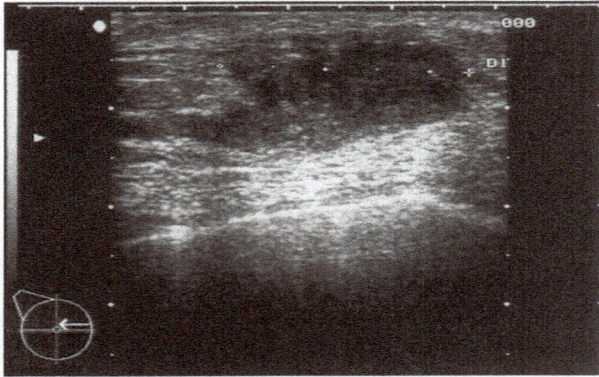

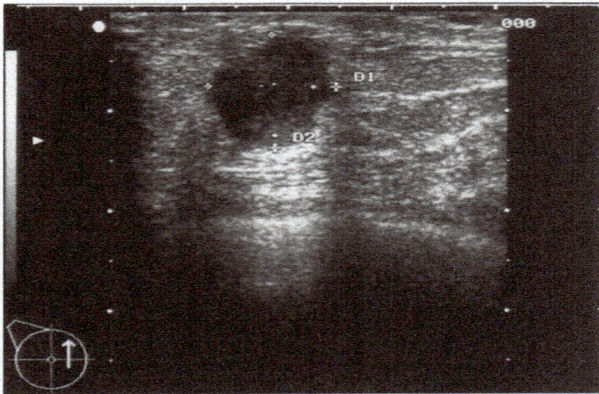

6.1.19 Carcinoma adenomatosum

Form		Achse		Rand		Echogenität	
☐	oval	☐	parallel	☐	umschrieben	☐	echofrei
☐	rund	☒	nicht	☒	nicht umschrieben	☐	echoreich
☒	irregulär		parallel			☐	komplex zystisch und solide
				☒	unscharf	☐	echoarm
				☐	anguliert	☐	echogleich
				☐	mikrolobuliert	☒	heterogen
				☐	spikuliert		

Schallfortleitung		Kalzifikation		Assoziierte Zeichen oder Zusatzkriterium	
☐	keine	☐	im Herdbefund	☒	Architekturstörung
☐	Verstärkung	☐	außerhalb des	☒	präoperativ
☒	Schatten		Herdbefundes	☐	postoperativ
☐	gemischt	☐	intraduktal	☐	Spezialfall

KATEGORIEN: ☐ 1 ☐ 2 ☐ 3 ☒ 4 ☐ 5

Histologischer Befund: Carcinoma adenomatosum bei submamillärer Papillomatose, pT1b (1,5 cm), G2

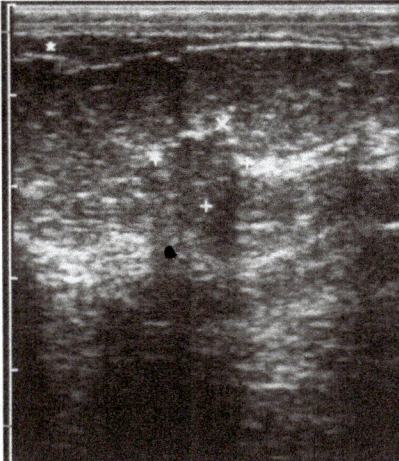

6.1.20 Rezidiv – Metastase (intramuskulär)

Form	Achse	Rand	Echogenität
☐ oval	☐ parallel	☐ umschrieben	☐ echofrei
☐ rund	☒ nicht	☒ nicht umschrieben	☐ echoreich
☒ irregulär	parallel	————————————	☐ komplex zystisch und solide
		☒ unscharf	☒ echoarm
		☐ anguliert	☐ echogleich
		☐ mikrolobuliert	☐ heterogen
		☐ spikuliert	

Schallfortleitung	Kalzifikation	Assoziierte Zeichen oder Zusatzkriterium
☐ keine	☐ im Herdbefund	☒ Architekturstörung
☐ Verstärkung	☐ außerhalb des	☒ präoperativ
☒ Schatten	Herdbefundes	☐ postoperativ
☐ gemischt	☐ intraduktal	☐ Spezialfall

KATEGORIEN: ☐ 1 ☐ 2 ☐ 3 ☐ 4 ☒ 5

Histologischer Befund: Rezidiv eines mittelgradig differenzierten invasiv duktalen Mammakarzinoms (NST) innerhalb des Musculus pectoralis major, pT2 (2,1 cm), G2 ER: sens. (IRS: 12), PR: sens. (IRS: 12), Her-2/neu: neg. (IRS: 1+), Ki-67: 15 %

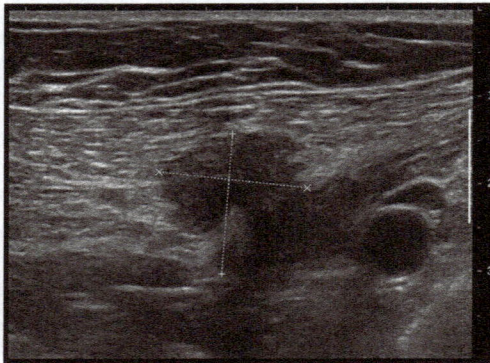

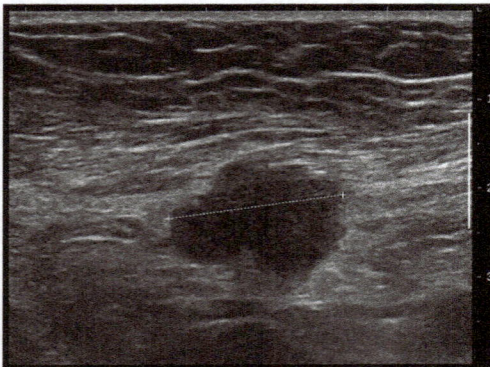

6.1.21 Rezidiv (Axilla)

Form	Achse	Rand		Echogenität
☐ oval	☐ parallel	☐ umschrieben		☐ echofrei
☐ rund	☒ nicht	☒ nicht umschrieben		☐ echoreich
☒ irregulär	parallel	_____		☐ komplex zystisch und solide
		☐	unscharf	☒ echoarm
		☒	anguliert	☐ echogleich
		☐	mikrolobuliert	☐ heterogen
		☐	spikuliert	

Schallfortleitung	Kalzifikation		Assoziierte Zeichen oder Zusatzkriterium	
☐ keine	☐ im Herdbefund		☐ Architekturstörung	
☐ Verstärkung	☐ außerhalb des		☐ präoperativ	
☐ Schatten	Herdbefundes		☐ postoperativ	
☒ gemischt	☐ intraduktal		☒ Spezialfall	

KATEGORIEN: ☐ 1 ☐ 2 ☐ 3 ☐ 4 ☒ 5

Histologischer Befund: Rezidiv eines invasiv duktalen Mammakarzinoms (NST), pT2 (4,2 cm), G3 ER: neg. (IRS: 0), PR: neg. (IRS: 0), Her-2/neu: neg. (IRS: 1+), Ki-67: 70 %

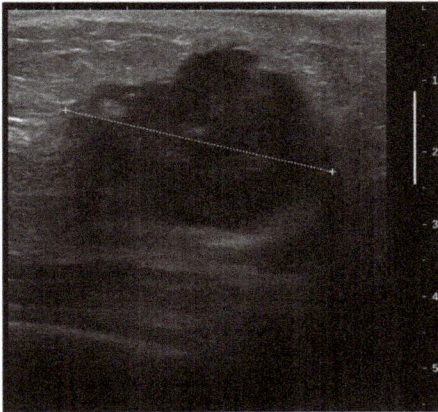

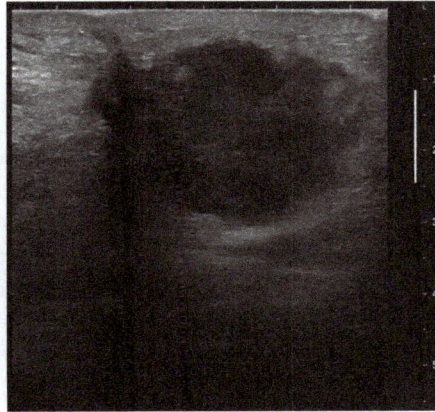

6.1.22 Rezidiv (Thoraxwand)

6.1.22.1 Rezidiv – Fall 1

Form	Achse	Rand	Echogenität
☐ oval	☐ parallel	☐ umschrieben	☐ echofrei
☐ rund	☒ nicht	☒ nicht umschrieben	☐ echoreich
☒ irregulär	parallel	———————————	☐ komplex zystisch und solide
		☐ unscharf	☒ echoarm
		☒ anguliert	☐ echogleich
		☐ mikrolobuliert	☐ heterogen
		☐ spikuliert	

Schallfortleitung	Kalzifikation		Assoziierte Zeichen oder Zusatzkriterium
☒ keine	☐ im Herdbefund		☐ Architekturstörung
☐ Verstärkung	☐ außerhalb des		☐ präoperativ
☐ Schatten		Herdbefundes	☐ postoperativ
☐ gemischt	☐ intraduktal		☐ Spezialfall

KATEGORIEN: ☐ 1 ☐ 2 ☐ 3 ☐ 4 ☒ 5

Histologischer Befund: Rezidiv eines invasiv duktalen Mammakarzinoms (NST), pT2 (2,4 cm), G2 ER: sens. (IRS: 8), PR: sens. (IRS: 1), Her-2/neu: neg. (IRS: 1+), Ki-67: 10 %

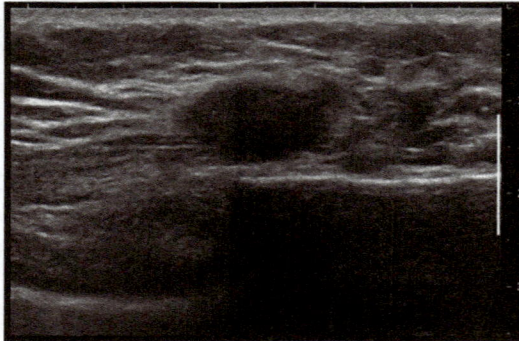

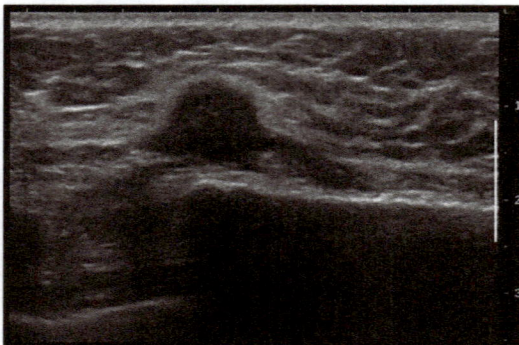

6.1.22.2 Rezidiv – Fall 2

Form	Achse	Rand		Echogenität
☒ oval	☒ parallel	☒ umschrieben		☐ echofrei
☐ rund	☐ nicht	☐ nicht umschrieben		☐ echoreich
☐ irregulär	parallel	_____		☐ komplex zystisch und solide
		☐	unscharf	☒ echoarm
		☐	anguliert	☐ echogleich
		☐	mikrolobuliert	☐ heterogen
		☐	spikuliert	

Schallfortleitung	Kalzifikation		Assoziierte Zeichen oder Zusatzkriterium
☒ keine	☐ im Herdbefund	☒	Architekturstörung
☐ Verstärkung	☐ außerhalb des	☒	präoperativ
☐ Schatten	Herdbefundes	☐	postoperativ
☐ gemischt	☐ intraduktal	☐	Spezialfall

KATEGORIEN: ☐ 1 ☐ 2 ☒ 3 ☐ 4 ☐ 5

Histologischer Befund: Thoraxwandrezidiv eines invasiv duktalen Karzinoms (NST), cT2 (2,0 cm)
ER: neg. (IRS: 0), PR: neg. (IRS: 0), Her-2/neu: neg. (IRS: 0), Ki-67: 60 %

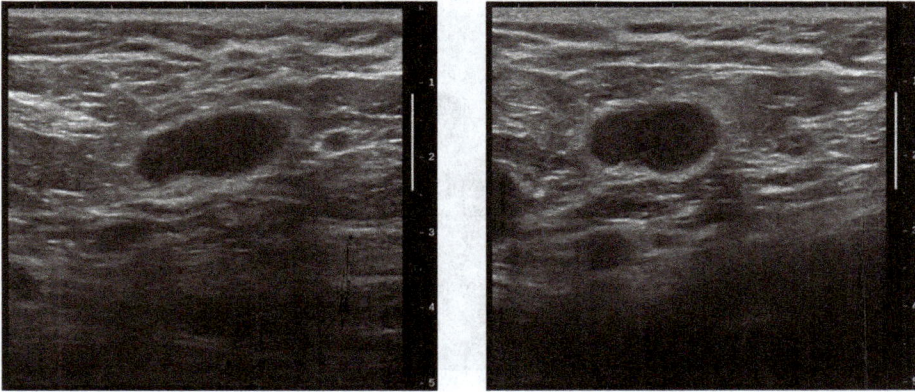

6.1.22.3 Rezidiv – Fall 3

Form	Achse	Rand		Echogenität
☐ oval	☐ parallel	☒ umschrieben		☐ echofrei
☒ rund	☒ nicht	☐ nicht umschrieben		☐ echoreich
☐ irregulär	parallel	_____		☐ komplex zystisch und solide
		☐ unscharf		☒ echoarm
		☐ anguliert		☐ echogleich
		☐ mikrolobuliert		☐ heterogen
		☐ spikuliert		

Schallfortleitung	Kalzifikation		Assoziierte Zeichen oder Zusatzkriterium	
☒ keine	☐ im Herdbefund		☒ Architekturstörung	
☐ Verstärkung	☐ außerhalb des		☒ präoperativ	
☐ Schatten	Herdbefundes		☐ postoperativ	
☐ gemischt	☐ intraduktal		☐ Spezialfall	

KATEGORIEN: ☐ 1 ☐ 2 ☐ 3 ☒ 4 ☐ 5

Histologischer Befund: multiple Thoraxwandrezidive eines invasiv duktalen Mammakarzinoms (NST), cT1b (1,0 cm) ER: sens. (IRS: 12), PR: sens. (IRS: 2), Her-2/neu: neg. (IRS: 1+), Ki-67: 80 %

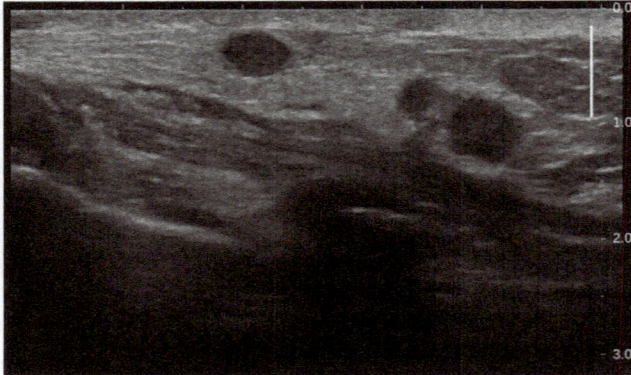

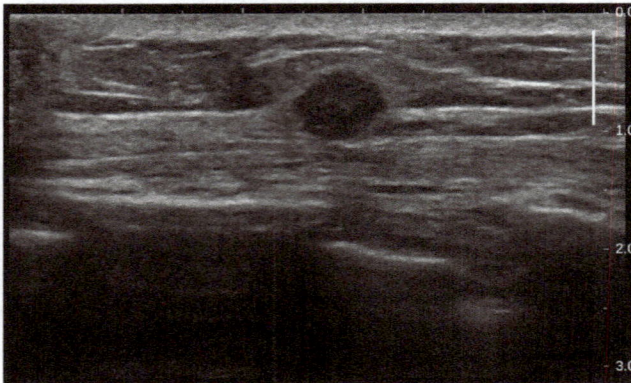

6.1.22.4 Rezidiv – Fall 4

Form		Achse		Rand		Echogenität	
☐	oval	☒	parallel	☒	umschrieben	☐	echofrei
☐	rund	☐	nicht	☐	nicht umschrieben	☐	echoreich
☒	irregulär		parallel			☐	komplex zystisch und solide
				☐	unscharf	☒	echoarm
				☐	anguliert	☐	echogleich
				☐	mikrolobuliert	☐	heterogen
				☐	spikuliert		

Schallfortleitung		Kalzifikation		Assoziierte Zeichen oder Zusatzkriterium	
☐	keine	☐	im Herdbefund	☒	Architekturstörung
☒	Verstärkung	☐	außerhalb des	☒	präoperativ
☐	Schatten		Herdbefundes	☐	postoperativ
☐	gemischt	☐	intraduktal	☐	Spezialfall

KATEGORIEN: ☐ 1 ☐ 2 ☐ 3 ☒ 4 ☐ 5

Histologischer Befund: multiple Thoraxwandrezidive eines invasiv duktalen Mammakarzinoms (NST), pT2 (3,1 cm) ER: sens. (IRS: 12), PR: sens. (IRS: 2), Her-2/neu: neg. (IRS: 1+), Ki-67: 80 %

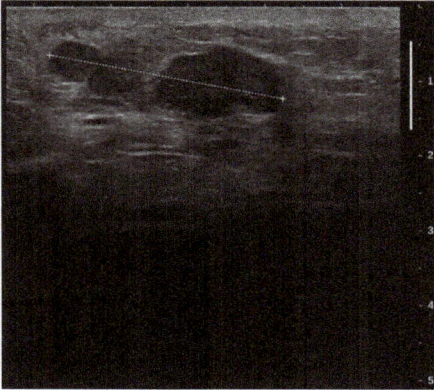

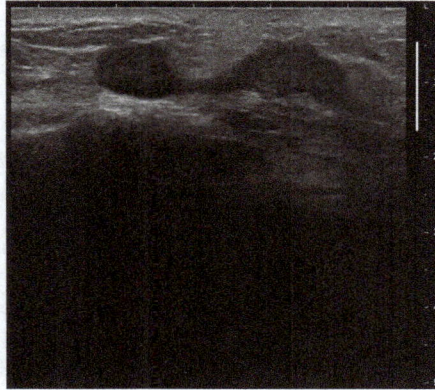

6.1.23 Metastase (Gallenblasenkarzinom)

Form	Achse	Rand	Echogenität
☒ oval	☒ parallel	☒ umschrieben	☐ echofrei
☐ rund	☐ nicht	☐ nicht umschrieben	☒ echoreich
☐ irregulär	parallel		☐ komplex zystisch und solide
		☐ unscharf	☐ echoarm
		☐ anguliert	☐ echogleich
		☐ mikrolobuliert	☐ heterogen
		☐ spikuliert	

Schallfortleitung	Kalzifikation		Assoziierte Zeichen oder Zusatzkriterium
☐ keine	☐ im Herdbefund		☒ Architekturstörung
☒ Verstärkung	☐ außerhalb des		☒ präoperativ
☐ Schatten	Herdbefundes		☐ postoperativ
☐ gemischt	☐ intraduktal		☐ Spezialfall

KATEGORIEN: ☐ 1 ☒ 2 ☐ 3 ☐ 4 ☐ 5

Histologischer Befund: Metastase eines Gallenblasenkarzinoms, pT1b (1,0 cm), G2 ER. sens. (IRS: 3), PR: sens. (IRS: 3), Her-2/neu: neg. (IRS: 1+), Ki-67: ca. 10 %

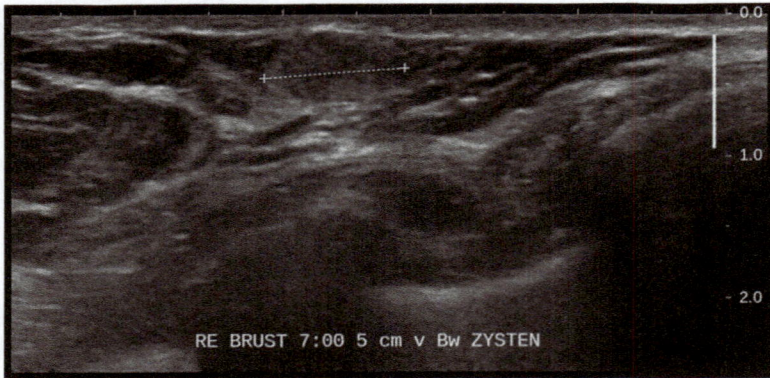

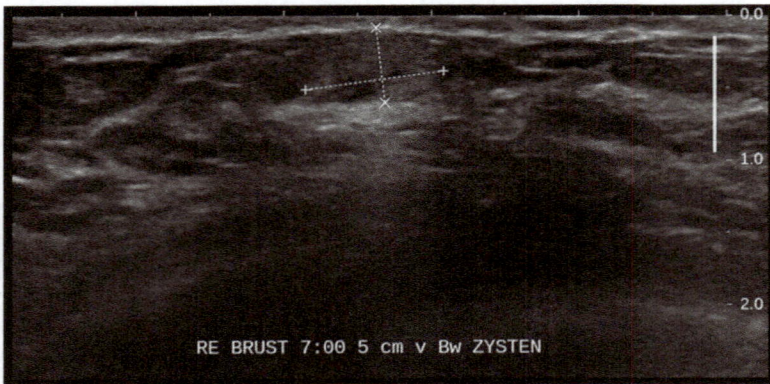

6.1.24 Metastase (Melanom)

Form	Achse	Rand		Echogenität
☐ oval	☐ parallel	☐ umschrieben		☐ echofrei
☒ rund	☒ nicht	☒ nicht umschrieben		☐ echoreich
☐ irregulär	parallel	_____		☐ komplex zystisch und solide
		☐ unscharf		☐ echoarm
		☒ anguliert		☐ echogleich
		☐ mikrolobuliert		☒ heterogen
		☐ spikuliert		

Schallfortleitung	Kalzifikation		Assoziierte Zeichen oder Zusatzkriterium
☒ keine	☐ im Herdbefund		☒ Architekturstörung
☐ Verstärkung	☐ außerhalb des		☒ präoperativ
☐ Schatten	Herdbefundes		☐ postoperativ
☐ gemischt	☐ intraduktal		☒ Spezialfall
			☒ Einzug
			☐ Verdickung

KATEGORIEN: ☐ 1 ☐ 2 ☐ 3 ☐ 4 ☒ 5

Histologischer Befund: Metastase eines malignen Melanoms, pT1c (1,5 cm) ER: neg. (IRS: 0), PR: neg. (IRS: 0), Her-2/neu: neg. (IRS: 0), Ki-67: 60 %

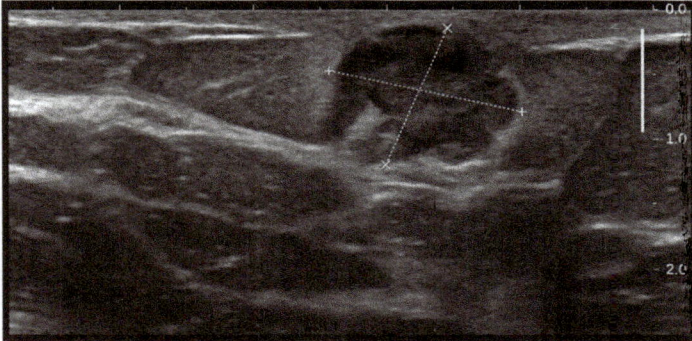

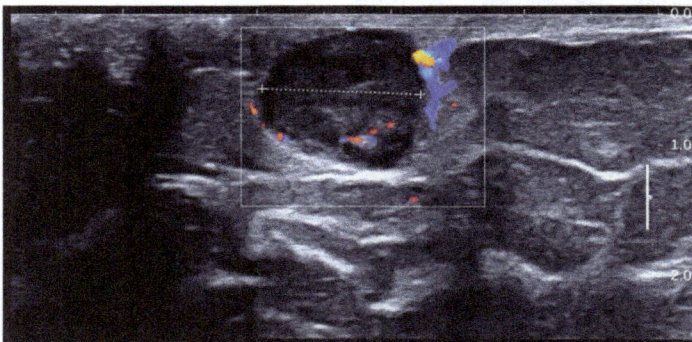

6.1.25 Metastase (Magenkarzinom)

Form	Achse	Rand	Echogenität
☐ oval	☐ parallel	☐ umschrieben	☐ echofrei
☐ rund	☒ nicht	☒ nicht umschrieben	☐ echoreich
☒ irregulär	parallel	————————	☐ komplex zystisch und solide
		☒ unscharf	☐ echoarm
		☐ anguliert	☐ echogleich
		☐ mikrolobuliert	☒ heterogen
		☐ spikuliert	

Schallfortleitung	Kalzifikation		Assoziierte Zeichen oder Zusatzkriterium
☒ keine	☐ im Herdbefund		☒ Architekturstörung
☐ Verstärkung	☐ außerhalb des		☒ präoperativ
☐ Schatten	Herdbefundes		☐ postoperativ
☐ gemischt	☐ intraduktal		☐ Spezialfall

KATEGORIEN: ☐ 1 ☐ 2 ☐ 3 ☒ 4 ☐ 5

Histologischer Befund: Metastase eines Magenkarzinom, pT2 (2,0 cm),
G3 ER. sens. (IRS: 0), PR: sens. (IRS: 0), Her-2/neu: neg. (IRS: 1+), Ki-67: 65 %

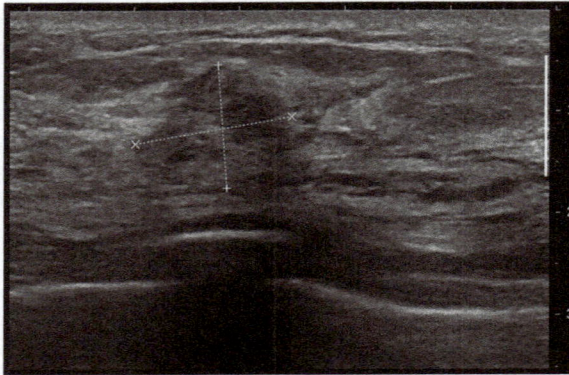

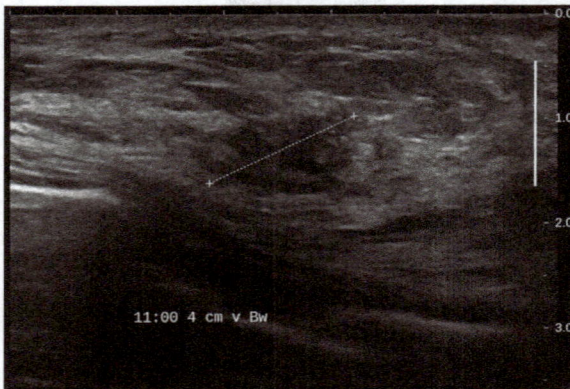

6.1.26 Axilläre Lymphknotenmetastase

6.1.26.1 Axilläre Lymphknotenmetastase – Fall 1

Form	Rindenverdickung	Rand
☒ oval	☒ uniform, konzentrisch	☒ umschrieben
☐ rund	☐ fokal, exentrisch	☐ nicht umschrieben
☐ irregulär		
		☒ Markompression oder Markverschiebung

Histologischer Befund: Lymphknotenmetastase (2,2 cm)

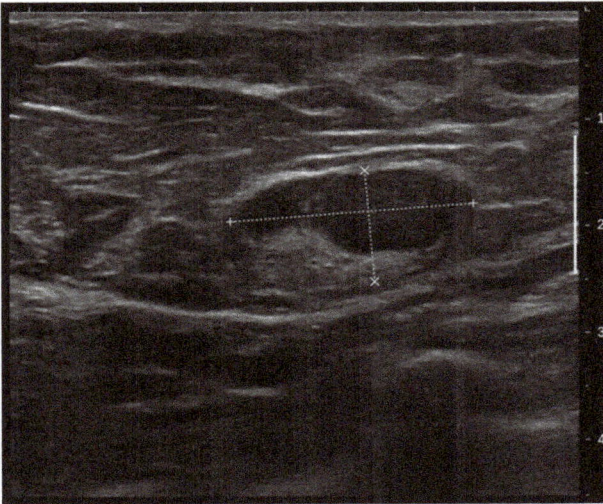

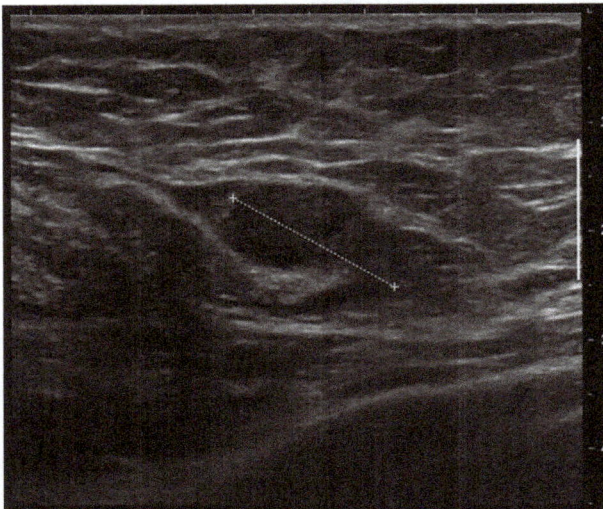

6.1.26.2 Axilläre Lymphknotenmetastase – Fall 2

Form	Rindenverdickung	Rand
☒ oval	☒ uniform, konzentrisch	☒ umschrieben
☐ rund	☐ fokal, exentrisch	☐ nicht umschrieben
☐ irregulär		
		☒ Markompression oder Markverschiebung

Histologischer Befund: Lymphknotenmetastase (2,3 cm)

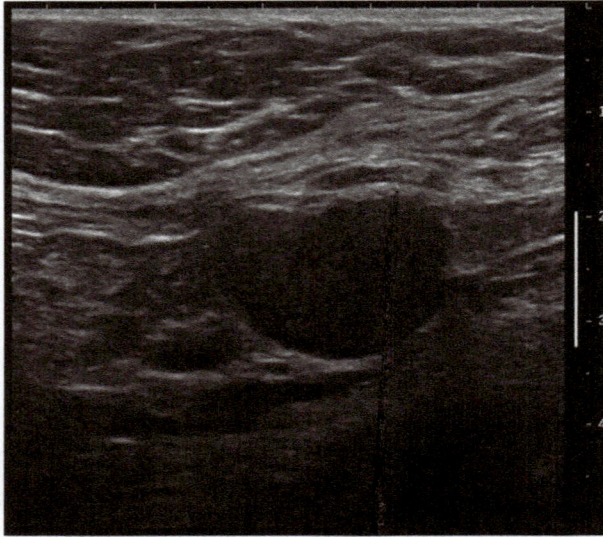

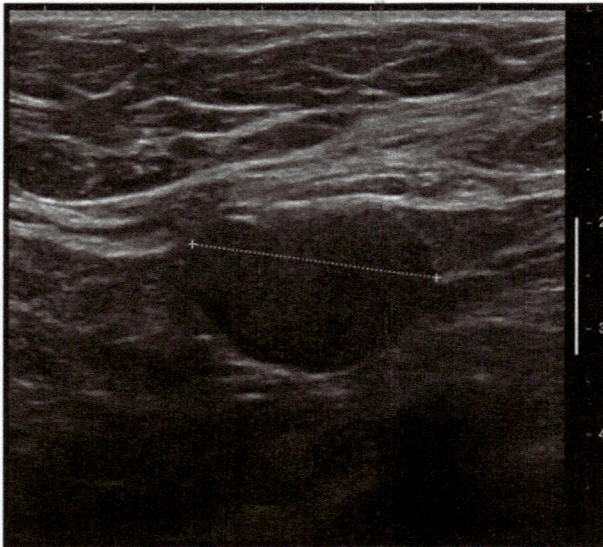

6.1.26.3 Axilläre Lymphknotenmetastase – Fall 3

Form	Rindenverdickung	Rand
☐ oval	☒ uniform, konzentrisch	☒ umschrieben
☐ rund	☐ fokal, exentrisch	☐ nicht umschrieben
☒ irregulär		
		☒ Markompression oder Markverschiebung

Histologischer Befund: Lymphknotenmetastase (2,7 cm)

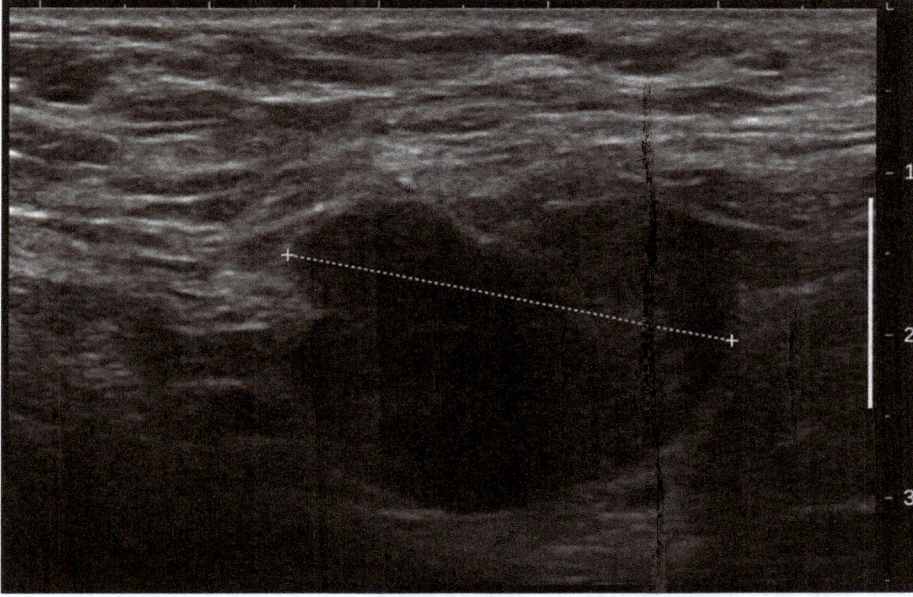

6.1.26.4 Axilläre Lymphknotenmetastase – Fall 4

Form		Rindenverdickung		Rand	
☒	oval	☒	uniform, konzentrisch	☒	umschrieben
☐	rund	☐	fokal, exentrisch	☐	nicht umschrieben
☐	irregulär				
				☒	Markompression oder Markverschiebung

Histologischer Befund: Lymphknotenmetastase (2,7 cm)

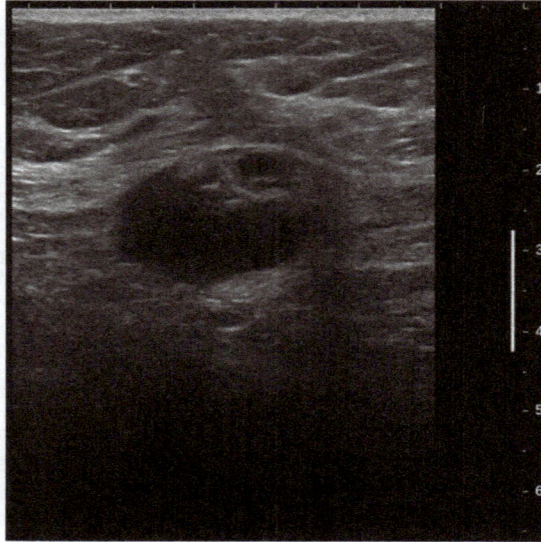

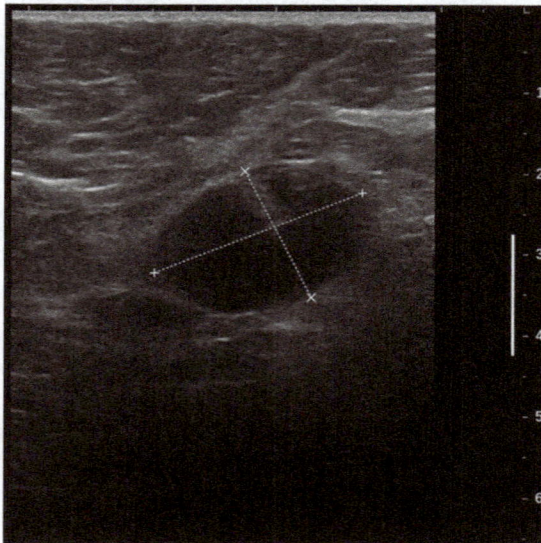

6.1.26.5 Axilläre Lymphknotenmetastase – Fall 5

Form	Rindenverdickung	Rand
☐ oval	☒ uniform, konzentrisch	☐ umschrieben
☒ rund	☐ fokal, exentrisch	☐ nicht umschrieben
☐ irregulär		
		☒ Markompression oder Markverschiebung

Histologischer Befund: Lymphknotenmetastase (3,6 cm)

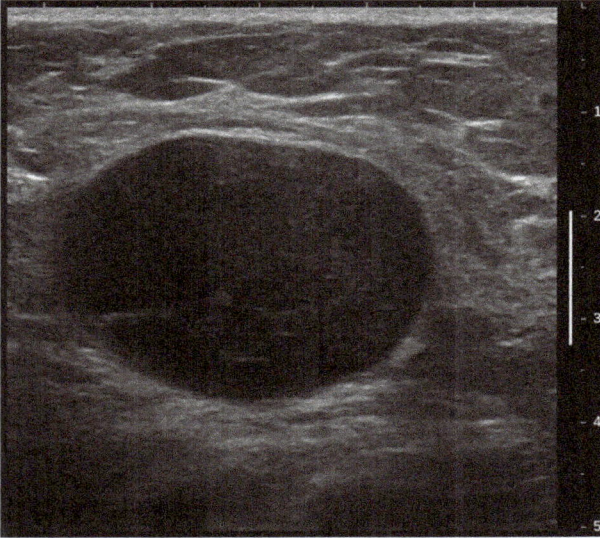

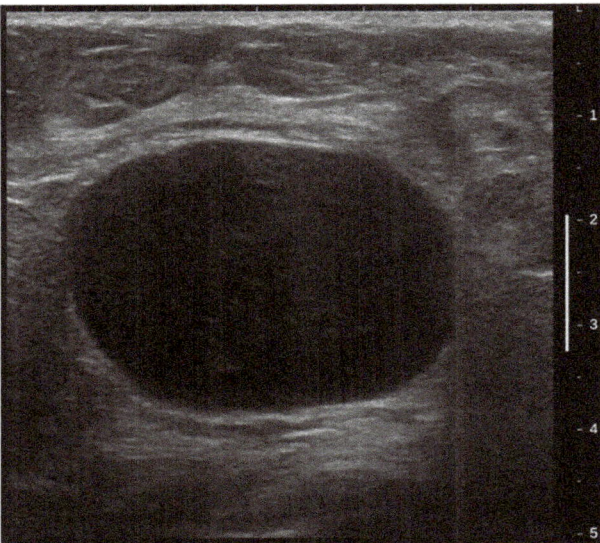

6.1.26.6 Axilläre Lymphknotenmetastase – Fall 6

Form	Rindenverdickung	Rand
☐ oval	☒ uniform, konzentrisch	☒ umschrieben
☒ rund	☐ fokal, exentrisch	☐ nicht umschrieben
☐ irregulär		
		☒ Markompression oder Markverschiebung

Histologischer Befund: Lymphknotenmetastase (4,3 cm)

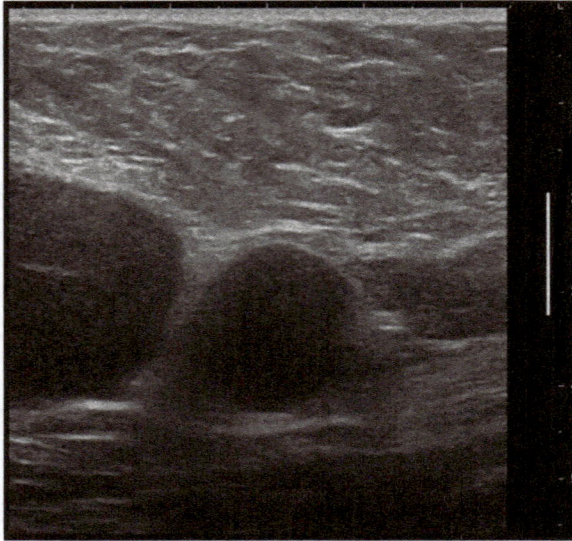

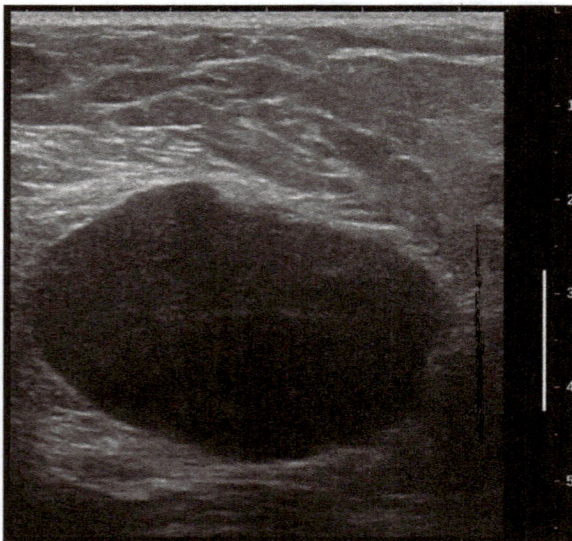

6.1.26.7 Axilläre Lymphknotenmetastase – Fall 7

Form	Rindenverdickung	Rand
☐ oval	☐ uniform, konzentrisch	☐ umschrieben
☐ rund	☐ fokal, exentrisch	☒ nicht umschrieben
☒ irregulär		
		☒ Markompression oder Markverschiebung

Histologischer Befund: Lymphknotenmetastase (4,9 cm)

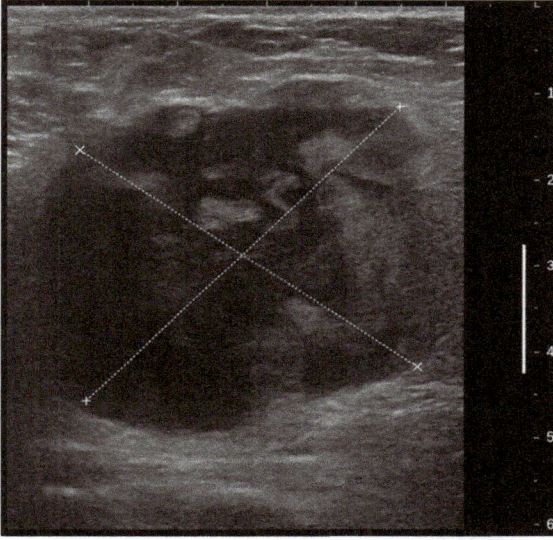

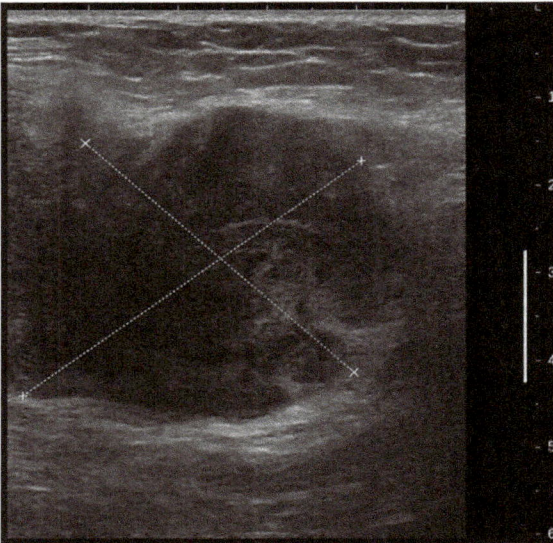

6.1.27 Hautmetastase

6.1.27.1 Hautmetastase – Fall 1

Form	Achse	Rand	Echogenität
☐ oval	☐ parallel	☒ umschrieben	☐ echofrei
☒ rund	☒ nicht	☐ nicht umschrieben	☐ echoreich
☐ irregulär	parallel		☐ komplex zystisch und solide
		☐ unscharf	☒ echoarm
		☐ anguliert	☐ echogleich
		☐ mikrolobuliert	☐ heterogen
		☐ spikuliert	

Schallfortleitung	Kalzifikation	Assoziierte Zeichen oder Zusatzkriterium
☐ keine	☐ im Herdbefund	☐ Architekturstörung
☒ Verstärkung	☐ außerhalb des	☒ präoperativ
☐ Schatten	Herdbefundes	☐ postoperativ
☐ gemischt	☐ intraduktal	☒ Spezialfall
		☒ Herd in der Haut

KATEGORIEN: ☐ 1 ☐ 2 ☐ 3 ☒ 4 ☐ 5

Histologischer Befund: Metastase mit Hautinfiltration, pT1c (1,0 cm)

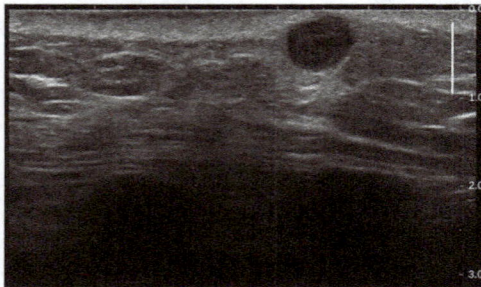

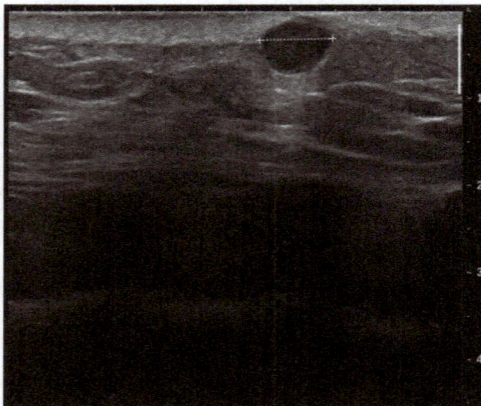

6.1.27.2 Hautmetastase – Fall 2

Form	Achse	Rand		Echogenität
☐ oval	☒ parallel	☒ umschrieben		☐ echofrei
☐ rund	☐ nicht	☐ nicht umschrieben		☐ echoreich
☒ irregulär	parallel	_____		☐ komplex zystisch und solide
			☐ unscharf	☐ echoarm
			☐ anguliert	☐ echogleich
			☐ mikrolobuliert	☒ heterogen
			☐ spikuliert	

Schallfortleitung	Kalzifikation		Assoziierte Zeichen oder Zusatzkriterium	
☒ keine	☐ im Herdbefund		☐ Architekturstörung	
☐ Verstärkung	☐ außerhalb des		☐ präoperativ	
☐ Schatten	Herdbefundes		☐ postoperativ	
☐ gemischt	☐ intraduktal		☒ Spezialfall	
			☒ Herd in der Haut	

KATEGORIEN: ☐ 1 ☐ 2 ☐ 3 ☒ 4 ☐ 5

Histologischer Befund: Hautmetastase, pT1c (1,1 cm)

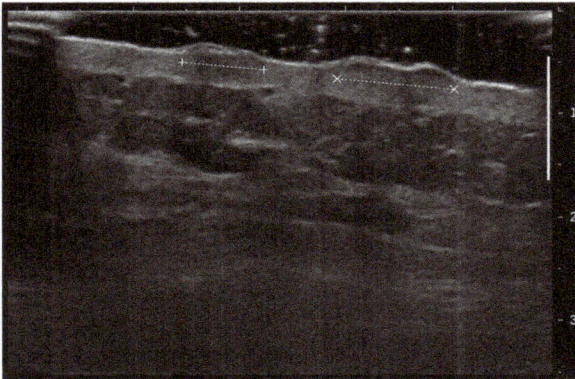

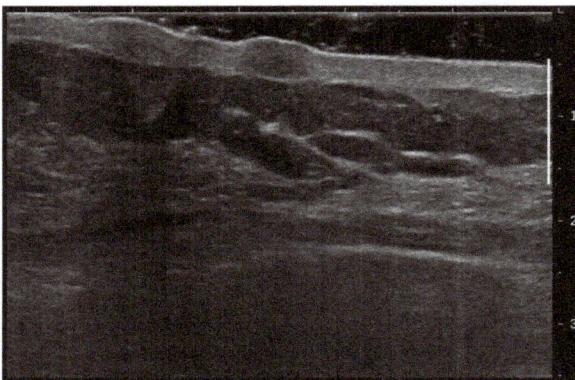

6.1.27.3 Hautmetastase – Fall 3

Form		Achse		Rand		Echogenität	
☐	oval	☐	parallel	☒	umschrieben	☐	echofrei
☒	rund	☒	nicht	☐	nicht umschrieben	☐	echoreich
☐	irregulär		parallel		_____	☐	komplex zystisch und solide
				☐	unscharf	☒	echoarm
				☐	anguliert	☐	echogleich
				☐	mikrolobuliert	☐	heterogen
				☐	spikuliert		

Schallfortleitung		Kalzifikation		Assoziierte Zeichen oder Zusatzkriterium	
☐	keine	☐	im Herdbefund	☐	Architekturstörung
☒	Verstärkung	☐	außerhalb des	☒	präoperativ
☐	Schatten		Herdbefundes	☐	postoperativ
☐	gemischt	☐	intraduktal	☒	Spezialfall
				☒	Hautveränderung
				☒	Einzug
				☐	Verdickung

KATEGORIEN: ☐ 1 ☐ 2 ☐ 3 ☐ 4 ☒ 5

Histologischer Befund: zum Teil ulzerierende Hautmetastasen eines invasiv duktalen Mammakarzinoms (NST), cT1c (1,1 cm)

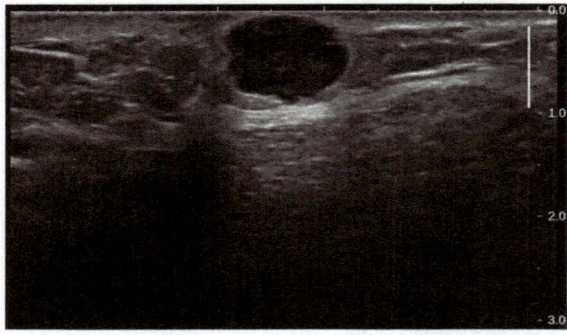

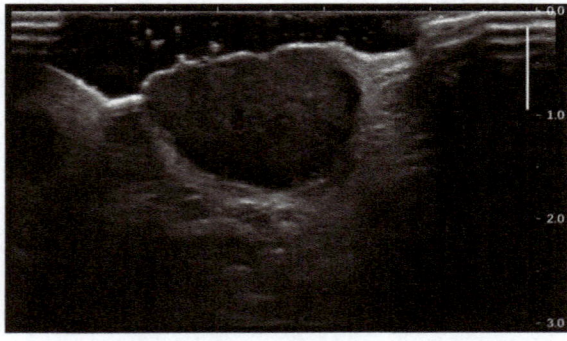

6.1.27.4 Hautmetastase – Fall 4

Form	Achse	Rand		Echogenität
☐ oval	☐ parallel	☒ umschrieben		☐ echofrei
☒ rund	☒ nicht	☐ nicht umschrieben		☐ echoreich
☐ irregulär	parallel			☐ komplex zystisch und solide
		☐	unscharf	☐ echoarm
		☐	anguliert	☐ echogleich
		☐	mikrolobuliert	☒ heterogen
		☐	spikuliert	

Schallfortleitung	Kalzifikation		Assoziierte Zeichen oder Zusatzkriterium
☐ keine	☐ im Herdbefund		☐ Architekturstörung
☒ Verstärkung	☐ außerhalb des		☐ präoperativ
☐ Schatten	Herdbefundes		☐ postoperativ
☐ gemischt	☐ intraduktal		☒ Spezialfall
			☒ Herd in der Haut

Kategorien: ☐ 1 ☐ 2 ☐ 3 ☒ 4 ☐ 5

Histologischer Befund: Metastase mit Infiltration der Haut, pT1c (1,4 cm)

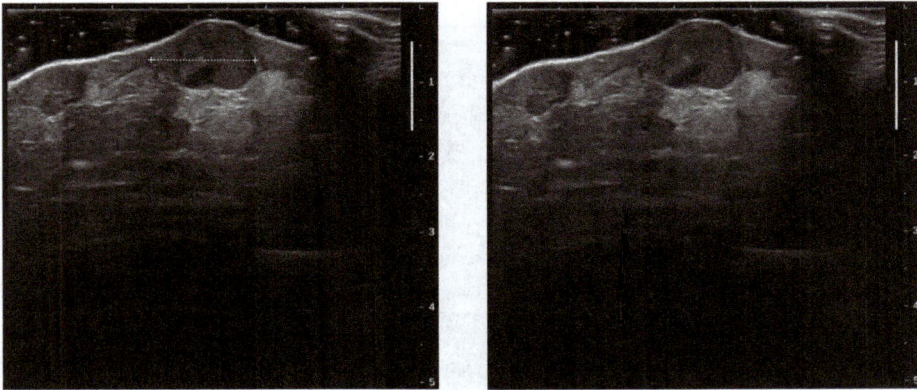

6.2 Benigne Befunde

6.2.1 Adenomyoepitheliom

Form	Achse	Rand	Echogenität
☒ oval	☒ parallel	☒ umschrieben	☐ echofrei
☐ rund	☐ nicht	☐ nicht umschrieben	☐ echoreich
☐ irregulär	parallel		☒ komplex zystisch und solide
		☐ unscharf	☐ echoarm
		☐ anguliert	☐ echogleich
		☐ mikrolobuliert	☐ heterogen
		☐ spikuliert	

Schallfortleitung	Kalzifikation	Assoziierte Zeichen oder Zusatzkriterium
☐ keine	☐ im Herdbefund	☐ Architekturstörung
☒ Verstärkung	☐ außerhalb des	☒ präoperativ
☐ Schatten	Herdbefundes	☐ postoperativ
☐ gemischt	☐ intraduktal	☐ Spezialfall

Kategorien: ☐ 1 ☐ 2 ☒ 3 ☐ 4 ☐ 5

Histologischer Befund: Adenomyoepitheliom (1,1 cm)

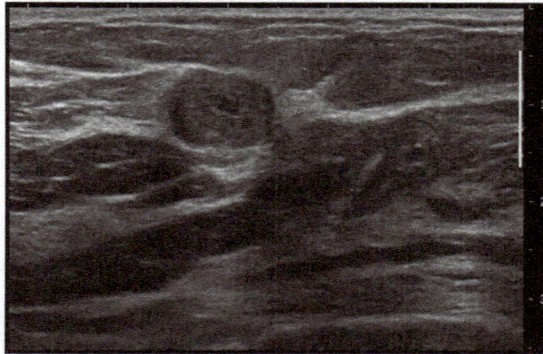

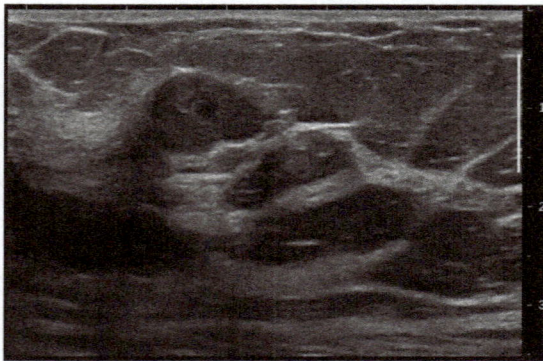

6.2.2 Mamillenadenom

Form		Achse		Rand		Echogenität	
☐	oval	☐	parallel	☒	umschrieben	☐	echofrei
☒	rund	☒	nicht	☐	nicht umschrieben	☐	echoreich
☐	irregulär		parallel			☐	komplex zystisch und solide
				☐	unscharf	☒	echoarm
				☐	anguliert	☐	echogleich
				☐	mikrolobuliert	☐	heterogen
				☐	spikuliert		

Schallfortleitung		Kalzifikation		Assoziierte Zeichen oder Zusatzkriterium	
☐	keine	☐	im Herdbefund	☐	Architekturstörung
☒	Verstärkung	☐	außerhalb des	☒	präoperativ
☐	Schatten		Herdbefundes	☐	postoperativ
☐	gemischt	☐	intraduktal	☐	Spezialfall

Kategorien: ☐ 1 ☐ 2 ☒ 3 ☐ 4 ☐ 5

Histologischer Befund: Mamillenadenom

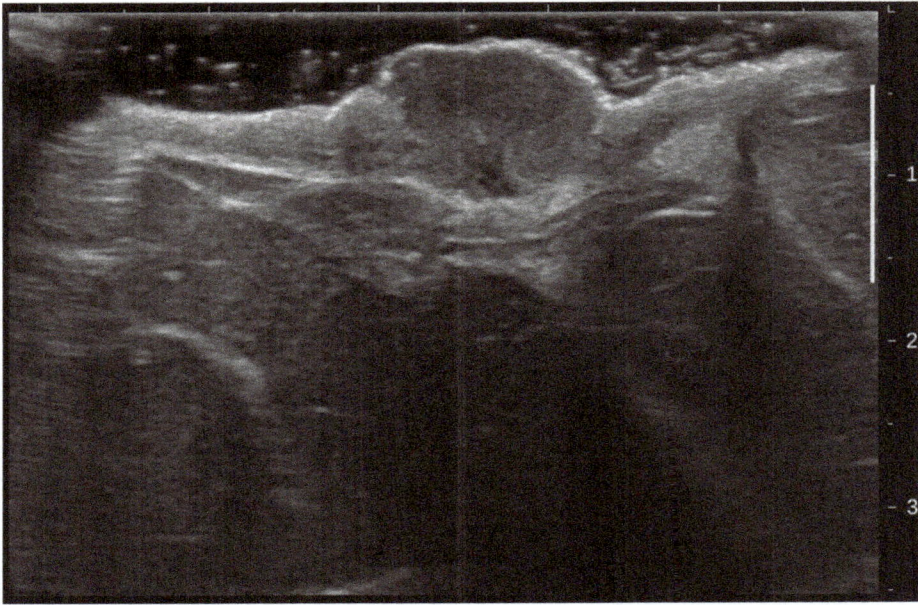

6.2.3 Fibroadenom

6.2.3.1 Fibroadenom – Fall 1

Form	Achse	Rand		Echogenität
☐ oval	☐ parallel	☐ umschrieben		☐ echofrei
☐ rund	☒ nicht	☒ nicht umschrieben		☐ echoreich
☒ irregulär	parallel			☐ komplex zystisch und solide
		☒	unscharf	☒ echoarm
		☐	anguliert	☐ echogleich
		☐	mikrolobuliert	☐ heterogen
		☐	spikuliert	

Schallfortleitung	Kalzifikation		Assoziierte Zeichen oder Zusatzkriterium	
☐ keine	☐ im Herdbefund		☐ Architekturstörung	
☐ Verstärkung	☐ außerhalb des		☐ präoperativ	
☒ Schatten	Herdbefundes		☐ postoperativ	
☐ gemischt	☐ intraduktal		☐ Spezialfall	

Kategorien: ☐ 1 ☐ 2 ☒ 3 ☐ 4 ☐ 5

Histologischer Befund: Fibroadenom mit Makrokalk (1,0 cm)

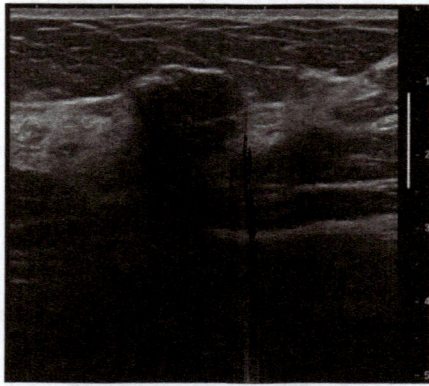

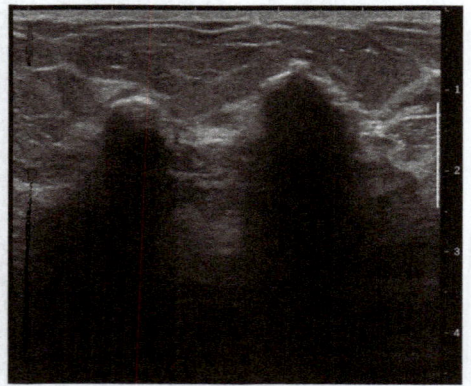

6.2.3.2 Fibroadenom – Fall 2

Form	Achse	Rand		Echogenität
☒ oval	☒ parallel	☒ umschrieben		☐ echofrei
☐ rund	☐ nicht	☐ nicht umschrieben		☐ echoreich
☐ irregulär	parallel			☐ komplex zystisch und solide
		☐	unscharf	☒ echoarm
		☐	anguliert	☐ echogleich
		☐	mikrolobuliert	☐ heterogen
		☐	spikuliert	

Schallfortleitung	Kalzifikation		Assoziierte Zeichen oder Zusatzkriterium	
☒ keine	☐	im Herdbefund	☐	Architekturstörung
☐ Verstärkung	☐	außerhalb des	☒	präoperativ
☐ Schatten		Herdbefundes	☐	postoperativ
☐ gemischt	☐	intraduktal	☐	Spezialfall

Kategorien: ☐ 1 ☐ 2 ☒ 3 ☐ 4 ☐ 5

Histologischer Befund: Fibroadenom (1,0 cm)

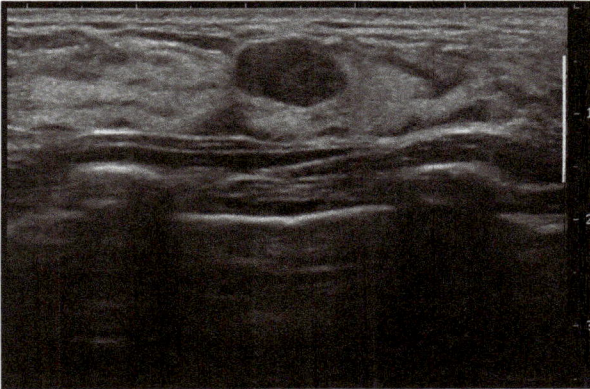

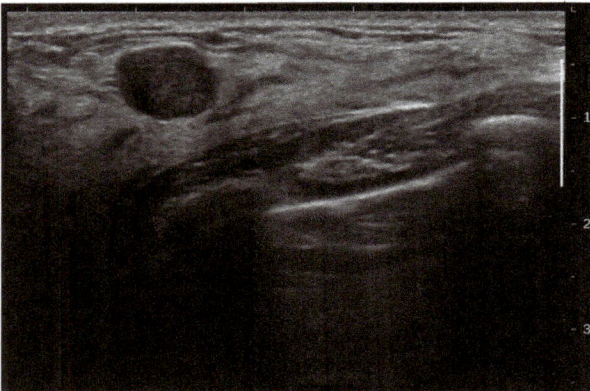

6.2.3.3 Fibroadenom – Fall 3

Form	Achse	Rand	Echogenität
☐ oval	☐ parallel	☒ umschrieben	☐ echofrei
☐ rund	☒ nicht	☐ nicht umschrieben	☐ echoreich
☒ irregulär	parallel		☐ komplex zystisch und solide
		☐ unscharf	☐ echoarm
		☐ anguliert	☐ echogleich
		☐ mikrolobuliert	☒ heterogen
		☐ spikuliert	

Schallfortleitung	Kalzifikation	Assoziierte Zeichen oder Zusatzkriterium
☐ keine	☐ im Herdbefund	☐ Architekturstörung
☒ Verstärkung	☐ außerhalb des	☒ präoperativ
☐ Schatten	Herdbefundes	☐ postoperativ
☐ gemischt	☐ intraduktal	☐ Spezialfall

Kategorien: ☐ 1 ☐ 2 ☒ 3 ☐ 4 ☐ 5

Histologischer Befund: Fibroadenom (1,2 cm)

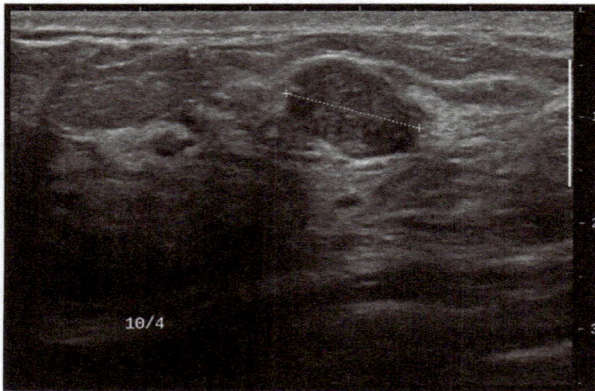

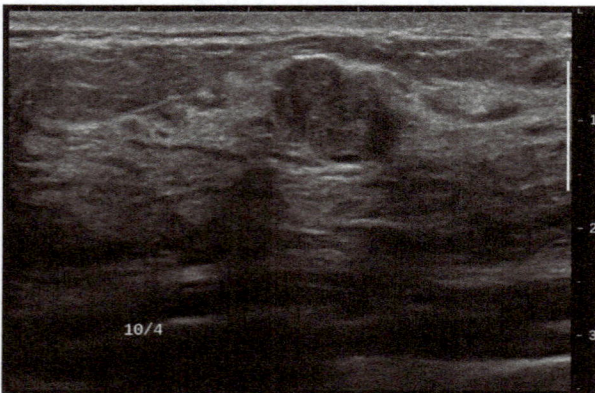

6.2.3.4 Fibroadenom – Fall 4

Form		Achse		Rand		Echogenität	
☒	oval	☒	parallel	☒	umschrieben	☒	echofrei
☐	rund	☐	nicht	☐	nicht umschrieben	☐	echoreich
☐	irregulär		parallel		_____	☐	komplex zystisch und solide
				☐	unscharf	☐	echoarm
				☐	anguliert	☐	echogleich
				☐	mikrolobuliert	☐	heterogen
				☐	spikuliert		

Schallfortleitung		Kalzifikation		Assoziierte Zeichen oder Zusatzkriterium	
☒	keine	☐	im Herdbefund	☐	Architekturstörurg
☐	Verstärkung	☐	außerhalb des	☒	präoperativ
☐	Schatten		Herdbefundes	☐	postoperativ
☐	gemischt	☐	intraduktal	☐	Spezialfall

Kategorien: ☐ 1 ☐ 2 ☒ 3 ☐ 4 ☐ 5

Histologischer Befund: Fibroadenom (1,4 cm)

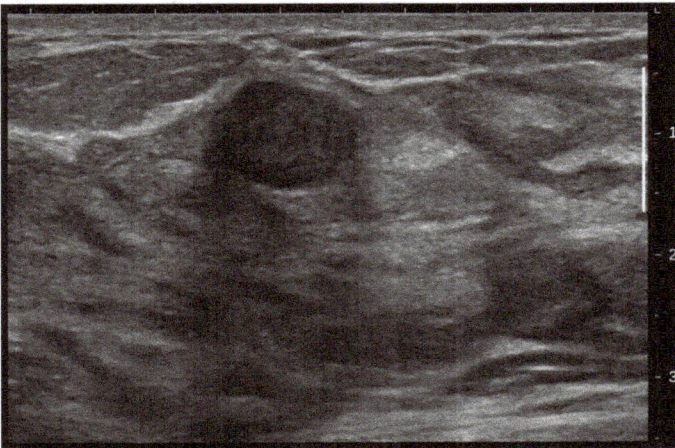

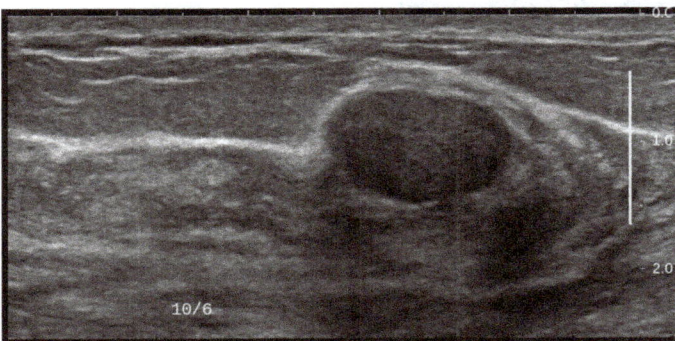

6.2.3.5 Fibroadenom – Fall 5

Form	Achse	Rand		Echogenität
☐ oval	☐ parallel	☒ umschrieben		☐ echofrei
☐ rund	☒ nicht	☐ nicht umschrieben		☐ echoreich
☒ irregulär	parallel	_____		☐ komplex zystisch und solide
		☐ unscharf		☐ echoarm
		☐ anguliert		☐ echogleich
		☐ mikrolobuliert		☒ heterogen
		☐ spikuliert		

Schallfortleitung	Kalzifikation		Assoziierte Zeichen oder Zusatzkriterium
☐ keine	☐ im Herdbefund		☐ Architekturstörung
☐ Verstärkung	☐ außerhalb des		☒ präoperativ
☒ Schatten	Herdbefundes		☐ postoperativ
☐ gemischt	☐ intraduktal		☐ Spezialfall

Kategorien: ☐ 1 ☐ 2 ☒ 3 ☐ 4 ☐ 5

Histologischer Befund: Fibroadenom mit Makrokalk (1,7 cm)

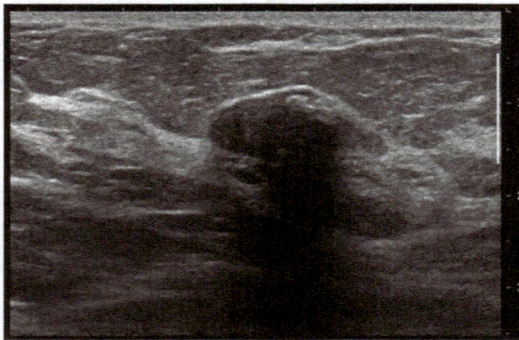

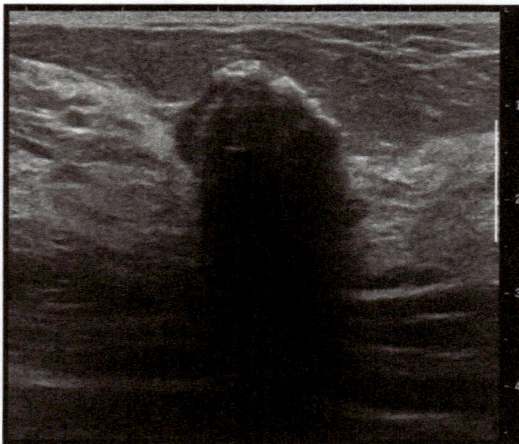

6.2.3.6 Fibroadenom – Fall 6

Form	Achse	Rand		Echogenität
☒ oval	☒ parallel	☒ umschrieben		☐ echofrei
☐ rund	☐ nicht	☐ nicht umschrieben		☐ echoreich
☐ irregulär	parallel	————————		☐ komplex zystisch und solide
			☐ unscharf	☒ echoarm
			☐ anguliert	☐ echogleich
			☐ mikrolobuliert	☐ heterogen
			☐ spikuliert	

Schallfortleitung	Kalzifikation		Assoziierte Zeichen oder Zusatzkriterium
☐ keine	☐ im Herdbefund		☐ Architekturstörung
☒ Verstärkung	☐ außerhalb des		☒ präoperativ
☐ Schatten	Herdbefundes		☐ postoperativ
☐ gemischt	☐ intraduktal		☐ Spezialfall

Kategorien: ☐ 1 ☐ 2 ☒ 3 ☐ 4 ☐ 5

Histologischer Befund: Fibroadenom (1,8 cm)

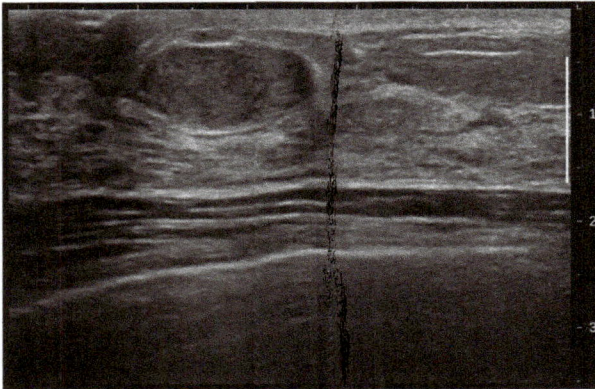

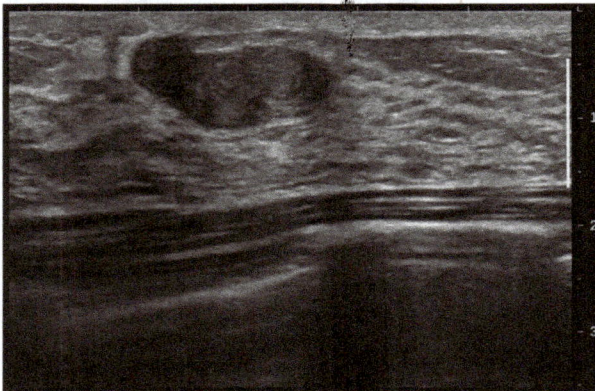

6.2.3.7 Fibroadenom – Fall 7

Form		Achse		Rand		Echogenität	
☒	oval	☒	parallel	☒	umschrieben	☐	echofrei
☐	rund	☐	nicht	☐	nicht umschrieben	☐	echoreich
☐	irregulär		parallel		_____	☐	komplex zystisch und solide
				☐	unscharf	☐	echoarm
				☐	anguliert	☐	echogleich
				☐	mikrolobuliert	☒	heterogen
				☐	spikuliert		

Schallfortleitung		Kalzifikation		Assoziierte Zeichen oder Zusatzkriterium	
☐	keine	☐	im Herdbefund	☐	Architekturstörung
☒	Verstärkung	☐	außerhalb des	☒	präoperativ
☐	Schatten		Herdbefundes	☐	postoperativ
☐	gemischt	☐	intraduktal	☐	Spezialfall

Kategorien: ☐ 1 ☐ 2 ☒ 3 ☐ 4 ☐ 5

Histologischer Befund: Fibroadenom (1,9 cm)

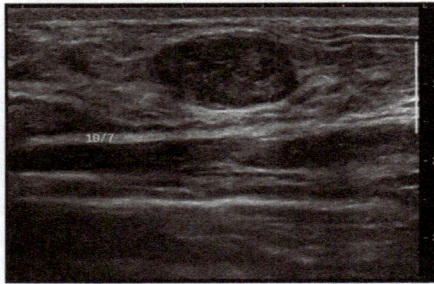

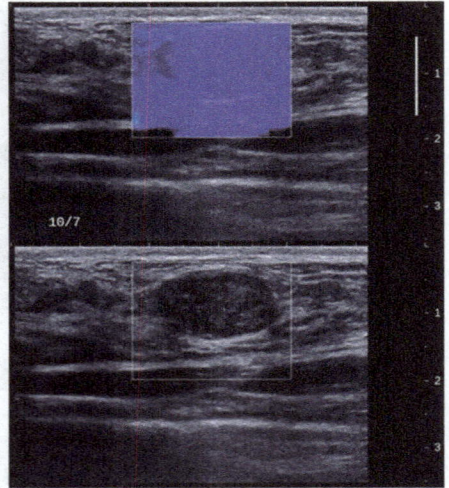

6.2.3.8 Fibroadenom – Fall 8

Form		Achse		Rand		Echogenität	
☒	oval	☒	parallel	☒	umschrieben	☐	echofrei
☐	rund	☐	nicht	☐	nicht umschrieben	☐	echoreich
☐	irregulär		parallel			☐	komplex zystisch und solide
				☐	unscharf	☐	echoarm
				☐	anguliert	☐	echogleich
				☐	mikrolobuliert	☒	heterogen
				☐	spikuliert		

Schallfortleitung		Kalzifikation		Assoziierte Zeichen oder Zusatzkriterium	
☐	keine	☐	im Herdbefund	☐	Architekturstörung
☒	Verstärkung	☐	außerhalb des	☒	präoperativ
☐	Schatten		Herdbefundes	☐	postoperativ
☐	gemischt	☐	intraduktal	☐	Spezialfall

Kategorien: ☐ 1 ☐ 2 ☒ 3 ☐ 4 ☐ 5

Histologischer Befund: Fibroadenom (1,9 cm)

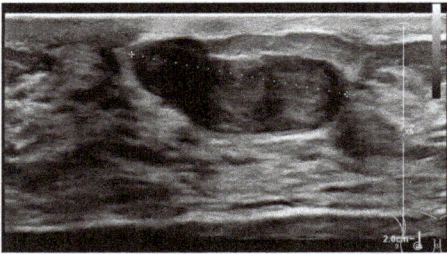

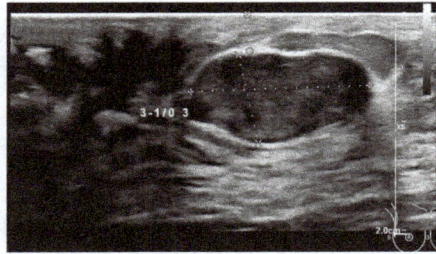

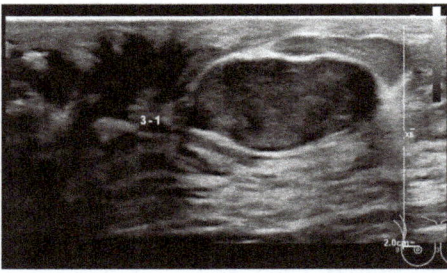

6.2.3.9 Fibroadenom – Fall 9

Form	Achse	Rand		Echogenität
☒ oval	☒ parallel	☒ umschrieben		☐ echofrei
☐ rund	☐ nicht	☐ nicht umschrieben		☐ echoreich
☐ irregulär	parallel	_____		☐ komplex zystisch und solide
		☐	unscharf	☒ echoarm
		☐	anguliert	☐ echogleich
		☐	mikrolobuliert	☐ heterogen
		☐	spikuliert	

Schallfortleitung	Kalzifikation		Assoziierte Zeichen oder Zusatzkriterium
☐ keine	☐ im Herdbefund		☐ Architekturstörung
☒ Verstärkung	☐ außerhalb des		☒ präoperativ
☐ Schatten	Herdbefundes		☐ postoperativ
☐ gemischt	☐ intraduktal		☐ Spezialfall

Kategorien: ☐ 1 ☐ 2 ☒ 3 ☐ 4 ☐ 5

Histologischer Befund: Fibroadenom (2,0 cm)

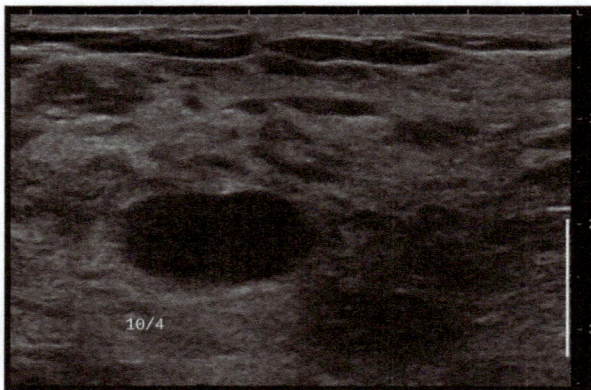

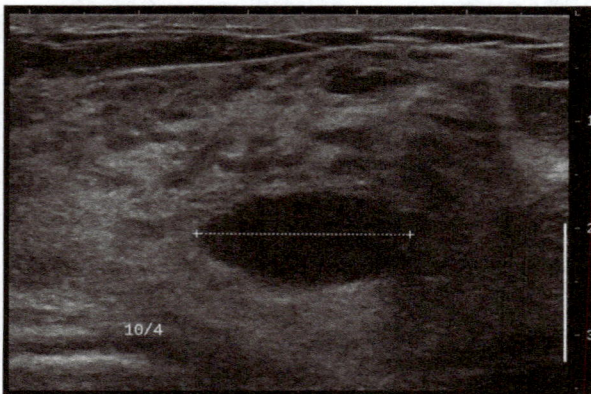

6.2.3.10 Fibroadenom – Fall 10

Form	Achse	Rand	Echogenität
☐ oval	☒ parallel	☒ umschrieben	☐ echofrei
☒ rund	☐ nicht	☐ nicht umschrieben	☐ echoreich
☐ irregulär	parallel	———————	☐ komplex zystisch und solide
		☐ unscharf	☒ echoarm
		☐ anguliert	☐ echogleich
		☐ mikrolobuliert	☐ heterogen
		☐ spikuliert	

Schallfortleitung	Kalzifikation	Assoziierte Zeichen oder Zusatzkriterium	
☐ keine	☐ im Herdbefund	☐ Architekturstörung	
☒ Verstärkung	☐ außerhalb des	☒ präoperativ	
☐ . Schatten	Herdbefundes	☐ postoperativ	
☐ gemischt	☐ intraduktal	☐ Spezialfall	

Kategorien: ☐ 1 ☐ 2 ☒ 3 ☐ 4 ☐ 5

Histologischer Befund: Fibroadenom (2,1 cm)

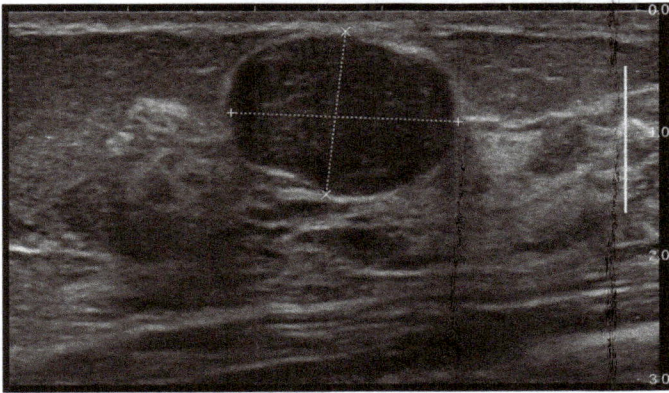

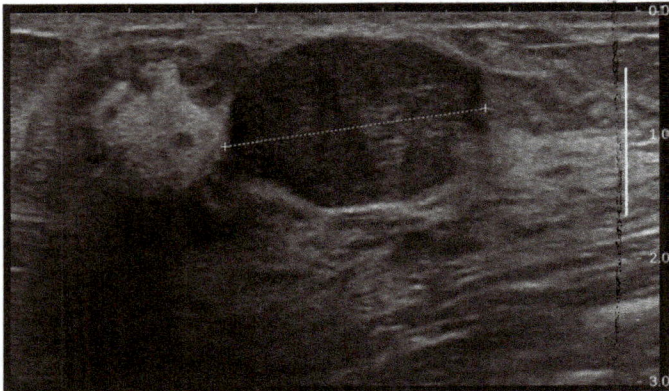

6.2.3.11 Fibroadenom – Fall 11

Form	Achse	Rand	Echogenität
☒ oval	☒ parallel	☒ umschrieben	☐ echofrei
☐ rund	☐ nicht parallel	☐ nicht umschrieben	☐ echoreich
☐ irregulär		_____	☐ komplex zystisch und solide
		☐ unscharf	☐ echoarm
		☐ anguliert	☐ echogleich
		☐ mikrolobuliert	☒ heterogen
		☐ spikuliert	

Schallfortleitung	Kalzifikation	Assoziierte Zeichen oder Zusatzkriterium	
☒ keine	☐ im Herdbefund	☐ Architekturstörung	
☐ Verstärkung	☐ außerhalb des	☒ präoperativ	
☐ Schatten	Herdbefundes	☐ postoperativ	
☐ gemischt	☐ intraduktal	☐ Spezialfall	

Kategorien: ☐ 1 ☐ 2 ☒ 3 ☐ 4 ☐ 5

Histologischer Befund: Fibroadenom (3,3 cm)

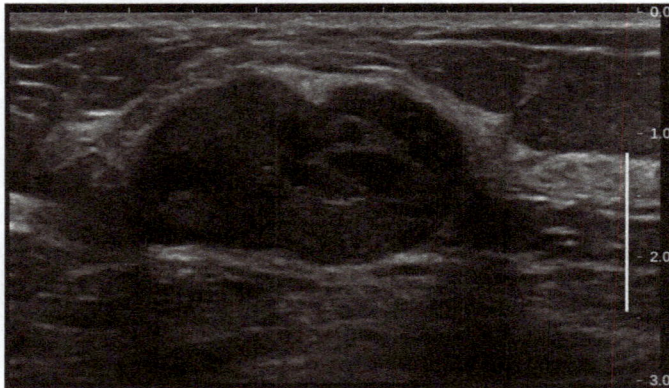

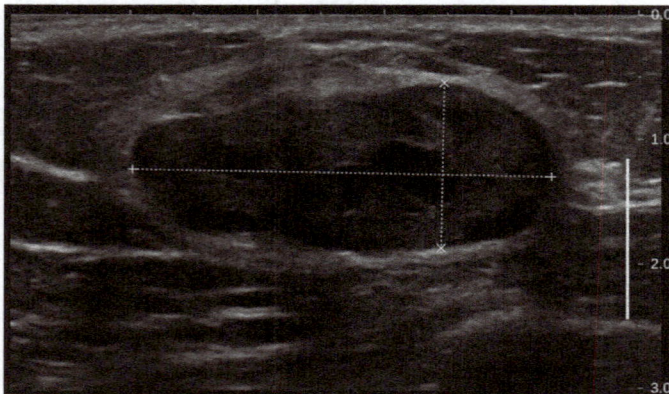

6.2.3.12 Fibroadenom – Fall 12

Form	Achse	Rand		Echogenität
☒ oval	☒ parallel	☒ umschrieben		☐ echofrei
☐ rund	☐ nicht	☐ nicht umschrieben		☐ echoreich
☐ irregulär	parallel			☐ komplex zystisch und solide
		☐	unscharf	☒ echoarm
		☐	anguliert	☐ echogleich
		☐	mikrolobuliert	☐ heterogen
		☐	spikuliert	

Schallfortleitung	Kalzifikation		Assoziierte Zeichen oder Zusatzkriterium
☐ keine	☐ im Herdbefund		☐ Architekturstörung
☒ Verstärkung	☐ außerhalb des		☒ präoperativ
☐ Schatten	Herdbefundes		☐ postoperativ
☐ gemischt	☐ intraduktal		☐ Spezialfall

Kategorien: ☐ 1 ☐ 2 ☒ 3 ☐ 4 ☐ 5

Histologischer Befund: Fibroadenom (3,8 cm)

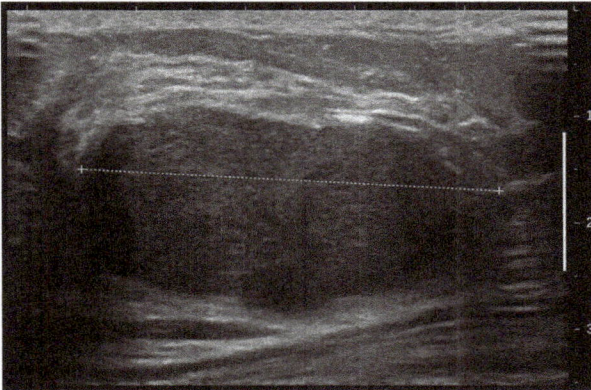

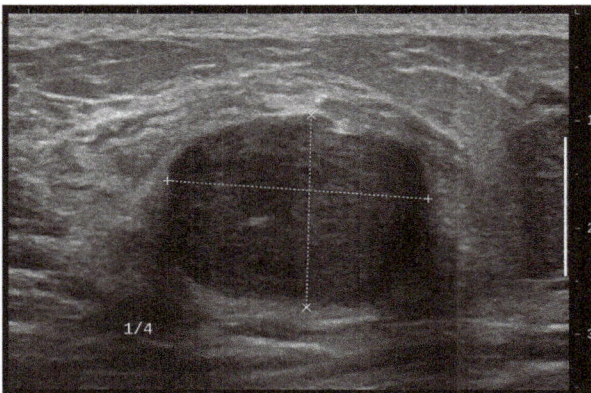

6.2.3.13 Fibroadenom – Fall 13

Form	Achse	Rand	Echogenität
☐ oval	☐ parallel	☒ umschrieben	☐ echofrei
☐ rund	☒ nicht	☐ nicht umschrieben	☐ echoreich
☒ irregulär	parallel	_____	☐ komplex zystisch und solide
		☐ unscharf	☐ echoarm
		☐ anguliert	☐ echogleich
		☐ mikrolobuliert	☒ heterogen
		☐ spikuliert	

Schallfortleitung	Kalzifikation		Assoziierte Zeichen oder Zusatzkriterium
☐ keine	☐ im Herdbefund	☐ Architekturstörung	
☐ Verstärkung	☐ außerhalb des	☒ präoperativ	
☐ Schatten	Herdbefundes	☐ postoperativ	
☒ gemischt	☐ intraduktal	☐ Spezialfall	

Kategorien: ☐ 1 ☐ 2 ☐ 3 ☒ 4 ☐ 5

Histologischer Befund: Fibroadenom (4,3 cm)

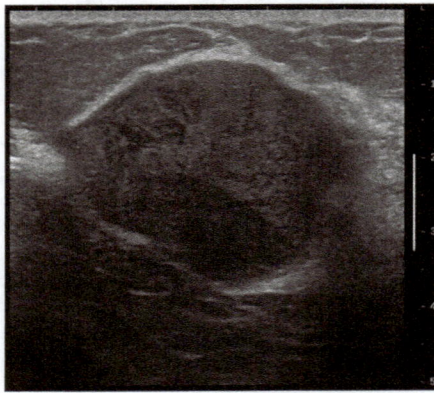

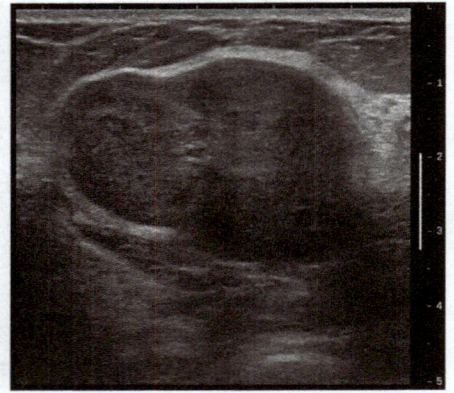

6.2.3.14 Fibroadenom – Fall 14

Form	Achse	Rand		Echogenität
☒ oval	☒ parallel	☒ umschrieben		☐ echofrei
☐ rund	☐ nicht	☐ nicht umschrieben		☐ echoreich
☐ irregulär	parallel	———————————		☐ komplex zystisch und solide
		☐	unscharf	☐ echoarm
		☐	anguliert	☐ echogleich
		☐	mikrolobuliert	☒ heterogen
		☐	spikuliert	

Schallfortleitung	Kalzifikation	Assoziierte Zeichen oder Zusatzkriterium
☐ keine	☐ im Herdbefund	☐ Architekturstörung
☒ Verstärkung	☐ außerhalb des	☒ präoperativ
☐ Schatten	Herdbefundes	☐ postoperativ
☐ gemischt	☐ intraduktal	☐ Spezialfall

Kategorien: ☐ 1 ☐ 2 ☒ 3 ☐ 4 ☐ 5

Histologischer Befund: Fibroadenome (4,5 cm)

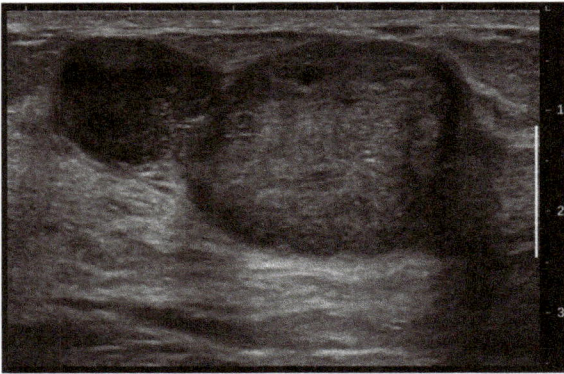

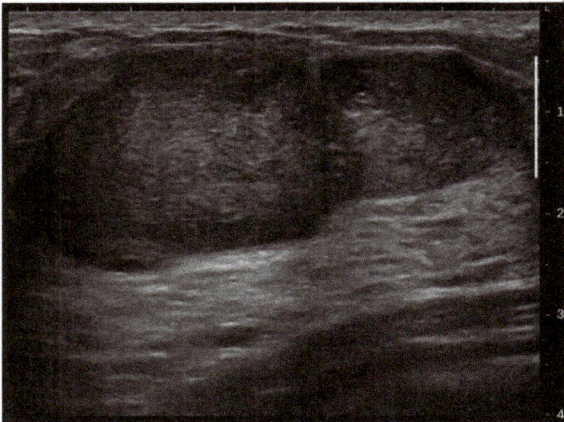

6.2.3.15 Fibroadenom – Fall 15

Form	Achse	Rand	Echogenität
☒ oval	☒ parallel	☐ umschrieben	☐ echofrei
☐ rund	☐ nicht parallel	☒ nicht umschrieben	☐ echoreich
☐ irregulär			☐ komplex zystisch und solide
		☐ unscharf	☐ echoarm
		☐ anguliert	☐ echogleich
		☐ mikrolobuliert	☒ heterogen
		☐ spikuliert	

Schallfortleitung	Kalzifikation	Assoziierte Zeichen oder Zusatzkriterium
☐ keine	☐ im Herdbefund	☐ Architekturstörung
☐ Verstärkung	☐ außerhalb des Herdbefundes	☒ präoperativ
☐ Schatten		☐ postoperativ
☒ gemischt	☐ intraduktal	☐ Spezialfall

Kategorien: ☐ 1 ☐ 2 ☒ 3 ☐ 4 ☐ 5

Histologischer Befund: Juveniles Fibroadenom (4,7 cm)

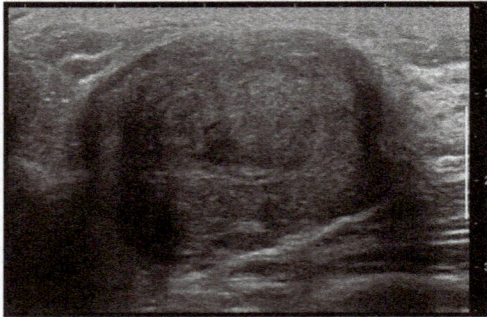

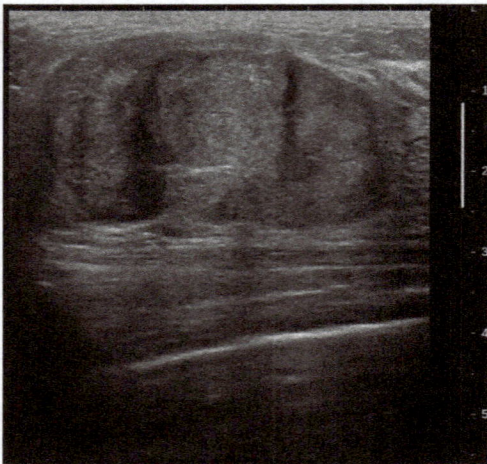

6.2.3.16 Fibroadenom – Fall 16

Form		Achse		Rand		Echogenität	
☒	oval	☒	parallel	☒	umschrieben	☐	echofrei
☐	rund	☐	nicht	☐	nicht umschrieben	☐	echoreich
☐	irregulär		parallel		_____	☐	komplex zystisch und solide
				☐	unscharf	☐	echoarm
				☐	anguliert	☐	echogleich
				☐	mikrolobuliert	☒	heterogen
				☐	spikuliert		

Schallfortleitung		Kalzifikation		Assoziierte Zeichen oder Zusatzkriterium	
☒	keine	☐	im Herdbefund	☐	Architekturstörung
☐	Verstärkung	☐	außerhalb des	☒	präoperativ
☐	Schatten		Herdbefundes	☐	postoperativ
☐	gemischt	☐	intraduktal	☐	Spezialfall

Kategorien: ☐ 1 ☐ 2 ☒ 3 ☐ 4 ☐ 5

Histologischer Befund: Fibroadenom (6,5 cm)

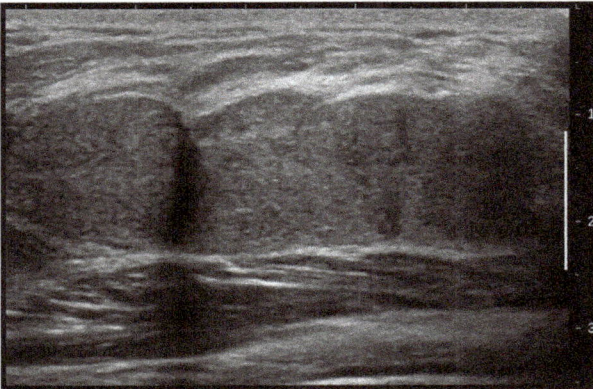

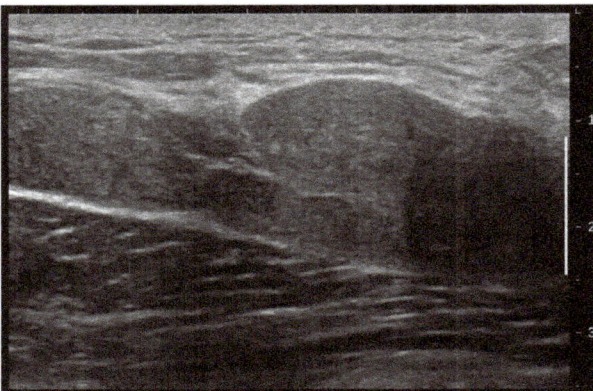

6.2.4 Benigner Phylloidestumor

6.2.4.1 Benigner Phylloidestumor – Fall 1

Form	Achse	Rand	Echogenität
☒ oval	☒ parallel	☐ umschrieben	☐ echofrei
☐ rund	☐ nicht	☒ nicht umschrieben	☐ echoreich
☐ irregulär	parallel		☐ komplex zystisch und solide
		☒ unscharf	☐ echoarm
		☐ anguliert	☐ echogleich
		☐ mikrolobuliert	☒ heterogen
		☐ spikuliert	

Schallfortleitung	Kalzifikation		Assoziierte Zeichen oder Zusatzkriterium
☐ keine	☐ im Herdbefund		☐ Architekturstörung
☒ Verstärkung	☐ außerhalb des		☒ präoperativ
☐ Schatten	Herdbefundes		☐ postoperativ
☐ gemischt	☐ intraduktal		☐ Spezialfall

Kategorien: ☐ 1 ☐ 2 ☒ 3 ☐ 4 ☐ 5

Histologischer Befund: benigner Phylloidestumor (3,2 cm)

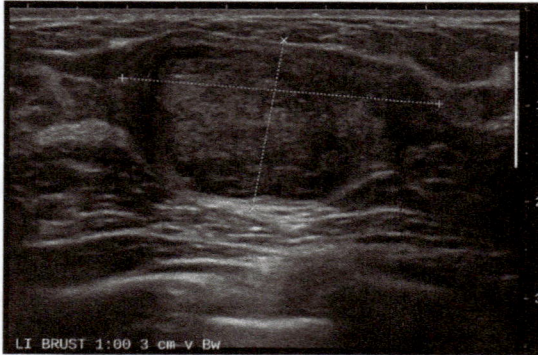

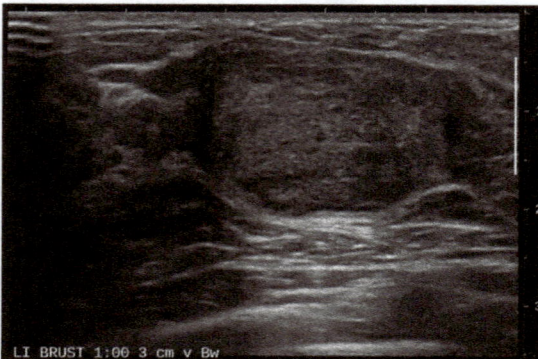

6.2.4.2 Benigner Phylloidestumor – Fall 2

Form	Achse	Rand		Echogenität
☐ oval	☒ parallel	☐ umschrieben		☐ echofrei
☒ rund	☐ nicht	☒ nicht umschrieben		☐ echoreich
☐ irregulär	parallel	_____		☐ komplex zystisch und solide
		☒	unscharf	☐ echoarm
		☐	anguliert	☐ echogleich
		☐	mikrolobuliert	☒ heterogen
		☐	spikuliert	

Schallfortleitung	Kalzifikation	Assoziierte Zeichen oder Zusatzkriterium
☐ keine	☐ im Herdbefund	☐ Architekturstörung
☒ Verstärkung	☐ außerhalb des	☒ präoperativ
☐ Schatten	Herdbefundes	☐ postoperativ
☐ gemischt	☐ intraduktal	☐ Spezialfall

Kategorien: ☐ 1 ☐ 2 ☐ 3 ☒ 4 ☐ 5

Histologischer Befund: benigner Phylloidestumor (1,0 cm)

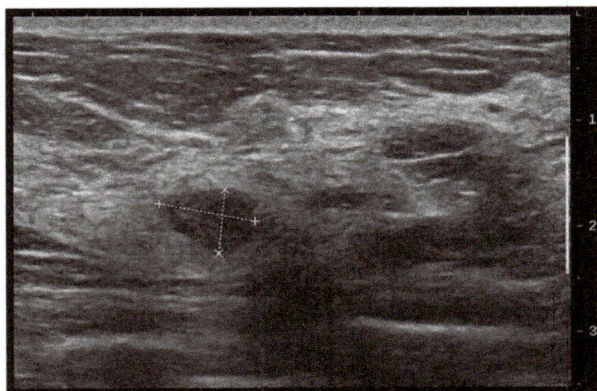

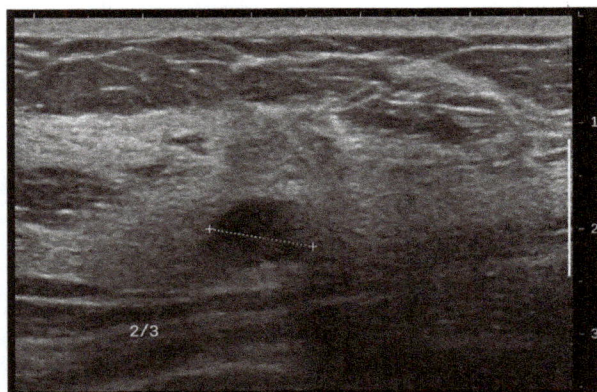

6.2.5 Lipom

6.2.5.1 Lipom – Fall 1

Form	Achse	Rand	Echogenität
☒ oval	☒ parallel	☒ umschrieben	☐ echofrei
☐ rund	☐ nicht	☐ nicht umschrieben	☒ echoreich
☐ irregulär	parallel	────────	☐ komplex zystisch und solide
		☐ unscharf	☐ echoarm
		☐ anguliert	☐ echogleich
		☐ mikrolobuliert	☐ heterogen
		☐ spikuliert	

Schallfortleitung	Kalzifikation	Assoziierte Zeichen oder Zusatzkriterium
☒ keine	☐ im Herdbefund	☐ Architekturstörung
☐ Verstärkung	☐ außerhalb des	☒ präoperativ
☐ Schatten	Herdbefundes	☐ postoperativ
☐ gemischt	☐ intraduktal	☐ Spezialfall

Kategorien: ☐ 1 ☒ 2 ☐ 3 ☐ 4 ☐ 5

Histologischer Befund: Lipom (1,5 cm)

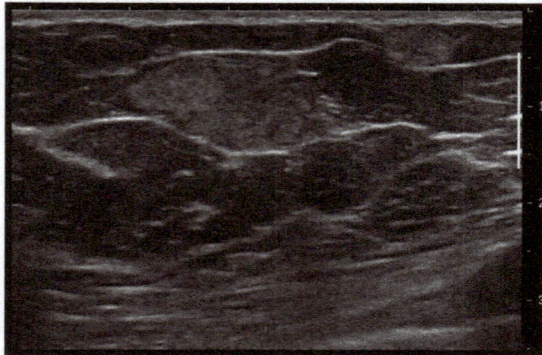

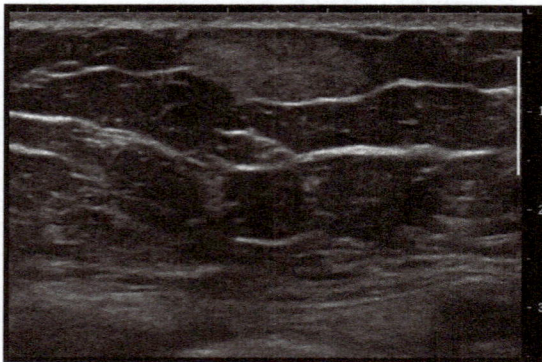

6.2.5.2 Lipom – Fall 2

Form	Achse	Rand		Echogenität
☒ oval	☒ parallel	☒ umschrieben		☐ echofrei
☐ rund	☐ nicht	☐ nicht umschrieben		☒ echoreich
☐ irregulär	parallel	_____		☐ komplex zystisch und solide
		☐	unscharf	☐ echoarm
		☐	anguliert	☐ echogleich
		☐	mikrolobuliert	☐ heterogen
		☐	spikuliert	

Schallfortleitung	Kalzifikation	Assoziierte Zeichen oder Zusatzkriterium	
☒ keine	☐ im Herdbefund	☐	Architekturstörung
☐ Verstärkung	☐ außerhalb des	☒	präoperativ
☐ Schatten	Herdbefundes	☐	postoperativ
☐ gemischt	☐ intraduktal	☐	Spezialfall

Kategorien: ☐ 1 ☒ 2 ☐ 3 ☐ 4 ☐ 5

Histologischer Befund: Lipom (1,7 cm)

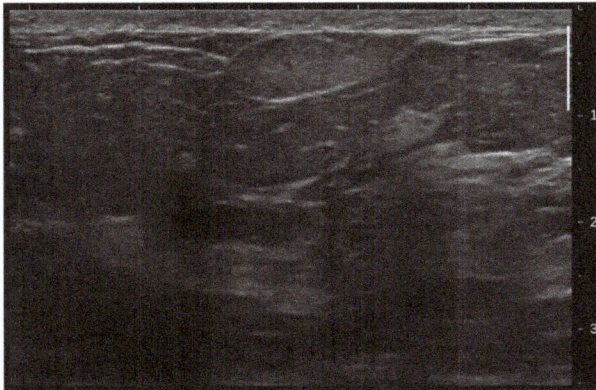

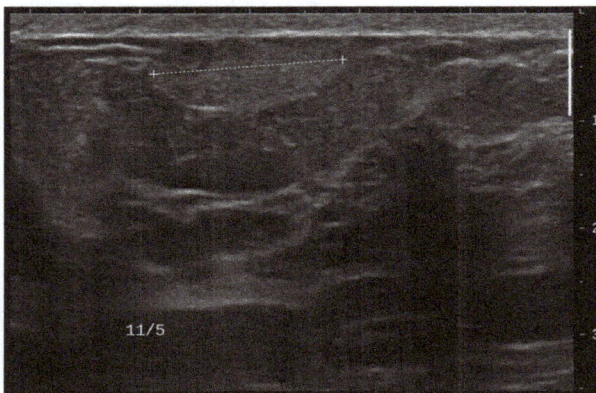

6.2.5.3 Lipom – Fall 3

Form	Achse	Rand	Echogenität
☒ oval	☒ parallel	☒ umschrieben	☐ echofrei
☐ rund	☐ nicht	☐ nicht umschrieben	☒ echoreich
☐ irregulär	parallel	————————	☐ komplex zystisch und solide
		☐ unscharf	☐ echoarm
		☐ anguliert	☐ echogleich
		☐ mikrolobuliert	☐ heterogen
		☐ spikuliert	

Schallfortleitung	Kalzifikation		Assoziierte Zeichen oder Zusatzkriterium
☐ keine	☐ im Herdbefund		☐ Architekturstörung
☒ Verstärkung	☐ außerhalb des		☒ präoperativ
☐ Schatten	Herdbefundes		☐ postoperativ
☐ gemischt	☐ intraduktal		☐ Spezialfall

Kategorien: ☐ 1 ☒ 2 ☐ 3 ☐ 4 ☐ 5

Histologischer Befund: Lipom (1,7 cm)

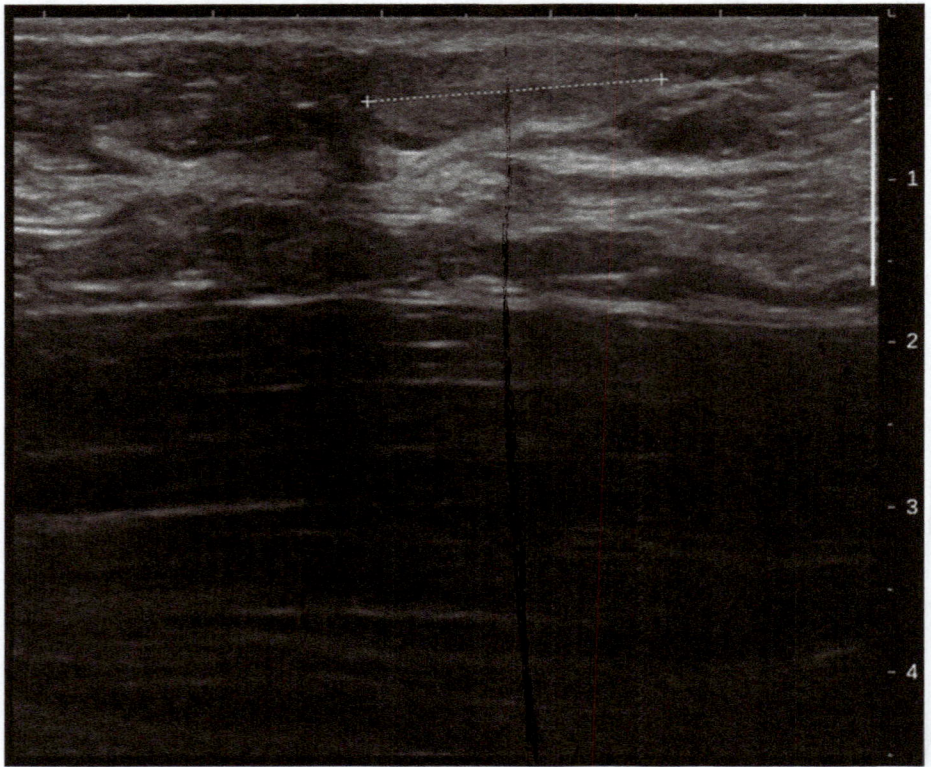

6.2.5.4 Lipom – Fall 4

Form		Achse		Rand		Echogenität	
☒	oval	☒	parallel	☒	umschrieben	☐	echofrei
☐	rund	☐	nicht	☐	nicht umschrieben	☒	echoreich
☐	irregulär		parallel			☐	komplex zystisch und solide
				☐	unscharf	☐	echoarm
				☐	anguliert	☐	echogleich
				☐	mikrolobuliert	☐	heterogen
				☐	spikuliert		

Schallfortleitung		Kalzifikation		Assoziierte Zeichen oder Zusatzkriterium	
☒	keine	☐	im Herdbefund	☐	Architekturstörung
☐	Verstärkung	☐	außerhalb des	☒	präoperativ
☐	Schatten		Herdbefundes	☐	postoperativ
☐	gemischt	☐	intraduktal	☐	Spezialfall

Kategorien: ☐ 1 ☒ 2 ☐ 3 ☐ 4 ☐ 5

Histologischer Befund: Lipom (1,8 cm)

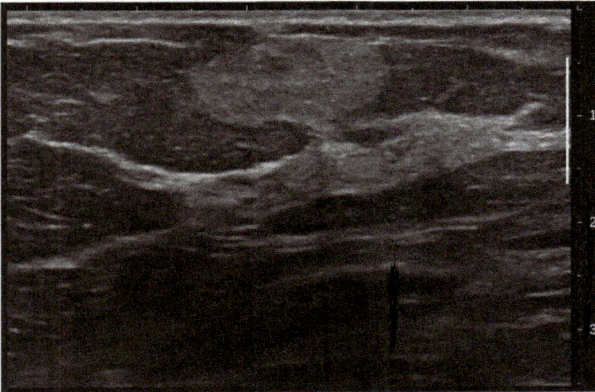

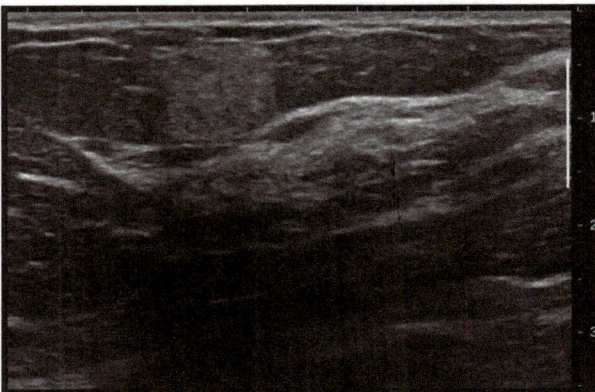

6.2.5.5 Lipom – Fall 5

Form	Achse	Rand	Echogenität
☒ oval	☒ parallel	☒ umschrieben	☐ echofrei
☐ rund	☐ nicht	☐ nicht umschrieben	☒ echoreich
☐ irregulär	parallel		☐ komplex zystisch und solide
		☐ unscharf	☐ echoarm
		☐ anguliert	☐ echogleich
		☐ mikrolobuliert	☐ heterogen
		☐ spikuliert	

Schallfortleitung	Kalzifikation	Assoziierte Zeichen oder Zusatzkriterium	
☒ keine	☐ im Herdbefund	☐ Architekturstörung	
☐ Verstärkung	☐ außerhalb des	☒ präoperativ	
☐ Schatten	Herdbefundes	☐ postoperativ	
☐ gemischt	☐ intraduktal	☐ Spezialfall	

Kategorien: ☐ 1 ☒ 2 ☐ 3 ☐ 4 ☐ 5

Histologischer Befund: Lipom (2,0 cm)

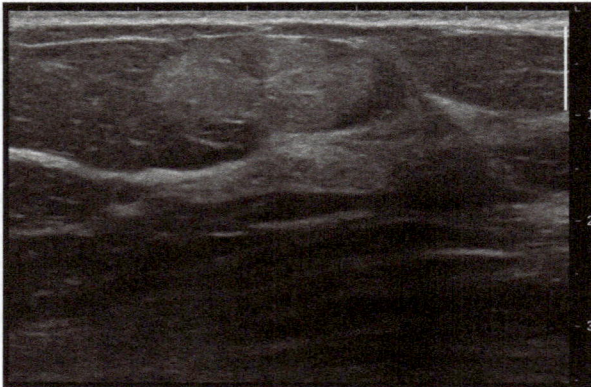

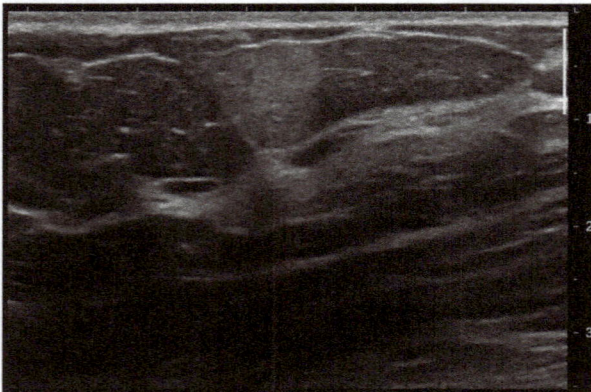

6.2.5.6 Lipom – Fall 6

Form	Achse	Rand		Echogenität
☒ oval	☒ parallel	☒ umschrieben		☐ echofrei
☐ rund	☐ nicht	☐ nicht umschrieben		☒ echoreich
☐ irregulär	parallel	————————		☐ komplex zystisch und solide
			☐ unscharf	☐ echoarm
			☐ anguliert	☐ echogleich
			☐ mikrolobuliert	☐ heterogen
			☐ spikuliert	

Schallfortleitung	Kalzifikation	Assoziierte Zeichen oder Zusatzkriterium	
☒ keine	☐ im Herdbefund	☐ Architekturstörung	
☐ Verstärkung	☐ außerhalb des	☒ präoperativ	
☐ Schatten	Herdbefundes	☐ postoperativ	
☐ gemischt	☐ intraduktal	☐ Spezialfall	

Kategorien: ☐ 1 ☒ 2 ☐ 3 ☐ 4 ☐ 5

Histologischer Befund: Lipom (2,3 cm)

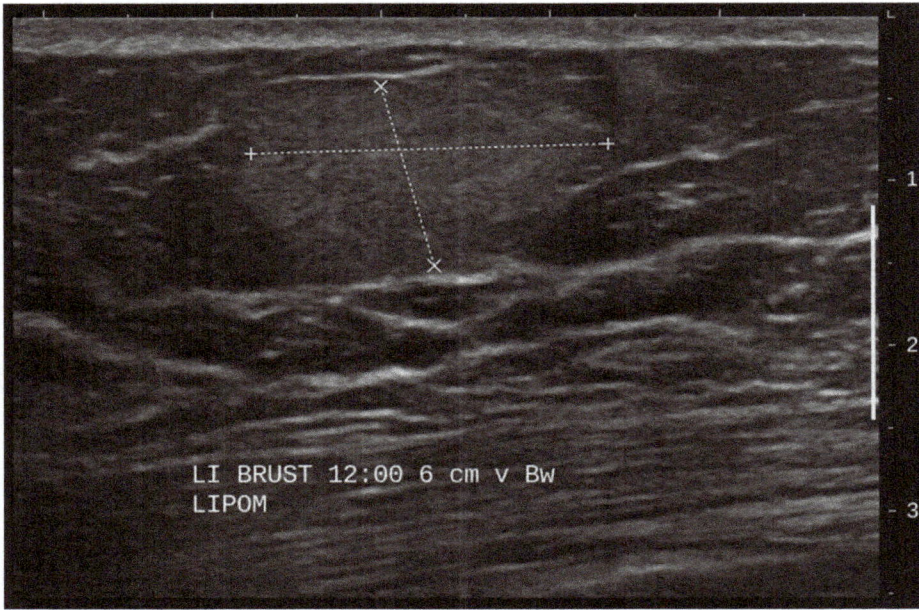

LI BRUST 12:00 6 cm v Bw
LIPOM

6.2.6 Angiolipom

Form	Achse	Rand	Echogenität
☒ oval	☒ parallel	☒ umschrieben	☐ echofrei
☐ rund	☐ nicht	☐ nicht umschrieben	☐ echoreich
☐ irregulär	parallel	_____	☐ komplex zystisch und solide
		☐ unscharf	☐ echoarm
		☐ anguliert	☐ echogleich
		☐ mikrolobuliert	☒ heterogen
		☐ spikuliert	

Schallfortleitung	Kalzifikation	Assoziierte Zeichen oder Zusatzkriterium
☒ keine	☐ im Herdbefund	☐ Architekturstörung
☐ Verstärkung	☐ außerhalb des	☒ präoperativ
☐ Schatten	Herdbefundes	☐ postoperativ
☐ gemischt	☐ intraduktal	☐ Spezialfall

Kategorien: ☐ 1 ☐ 2 ☒ 3 ☐ 4 ☐ 5

Histologischer Befund: Angiolipom (1,8 cm)

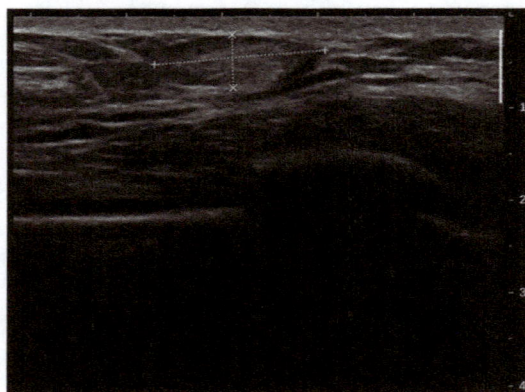

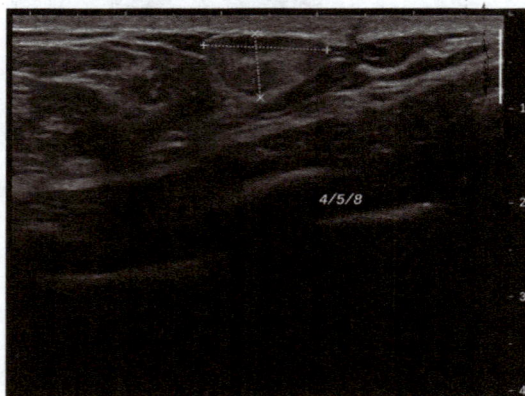

6.2.7 Harmatom

6.2.7.1 Harmatom – Fall 1

Form		Achse		Rand		Echogenität	
☐	oval	☒	parallel	☐	umschrieben	☐	echofrei
☐	rund	☐	nicht	☒	nicht umschrieben	☐	echoreich
☒	irregulär		parallel		_____	☐	komplex zystisch und solide
				☒	unscharf	☐	echoarm
				☐	anguliert	☐	echogleich
				☐	mikrolobuliert	☒	heterogen
				☐	spikuliert		

Schallfortleitung		Kalzifikation		Assoziierte Zeichen oder Zusatzkriterium	
☐	keine	☐	im Herdbefund	☒	Architekturstörung
☐	Verstärkung	☐	außerhalb des	☒	präoperativ
☐	Schatten		Herdbefundes	☐	postoperativ
☒	gemischt	☐	intraduktal	☐	Spezialfall

Kategorien: ☐ 1 ☐ 2 ☐ 3 ☒ 4 ☐ 5

Histologischer Befund: myoides (muskuläres) Harmatom der Mamma (2,2 cm)

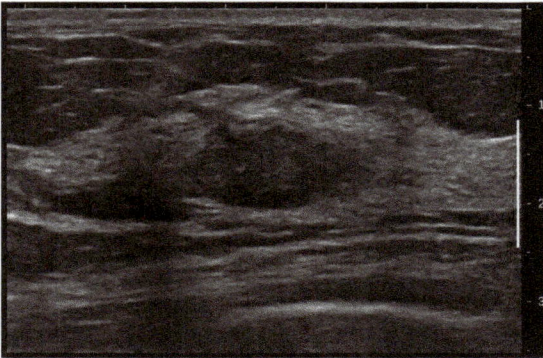

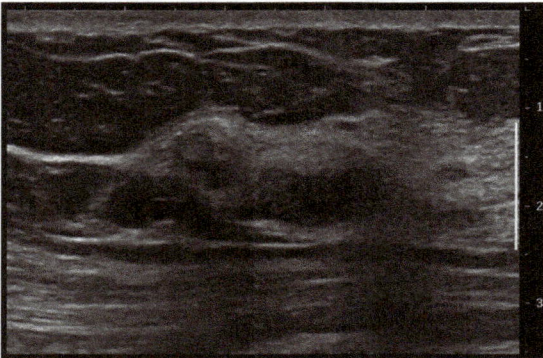

6.2.7.2 Harmatom – Fall 2

Form	Achse	Rand		Echogenität
☒ oval	☒ parallel	☒ umschrieben		☐ echofrei
☐ rund	☐ nicht	☐ nicht umschrieben		☐ echoreich
☐ irregulär	parallel			☐ komplex zystisch und solide
		☐	unscharf	☐ echoarm
		☐	anguliert	☐ echogleich
		☐	mikrolobuliert	☒ heterogen
		☐	spikuliert	

Schallfortleitung	Kalzifikation		Assoziierte Zeichen oder Zusatzkriterium
☒ keine	☐ im Herdbefund		☒ Architekturstörung
☐ Verstärkung	☐ außerhalb des		☒ präoperativ
☐ Schatten	Herdbefundes		☐ postoperativ
☐ gemischt	☐ intraduktal		☐ Spezialfall

Kategorien: ☐ 1 ☐ 2 ☒ 3 ☐ 4 ☐ 5

Histologischer Befund: Harmatom der rechten Mamma (Subtyp eines sogenannten Adenolipoms) (2,5 cm)

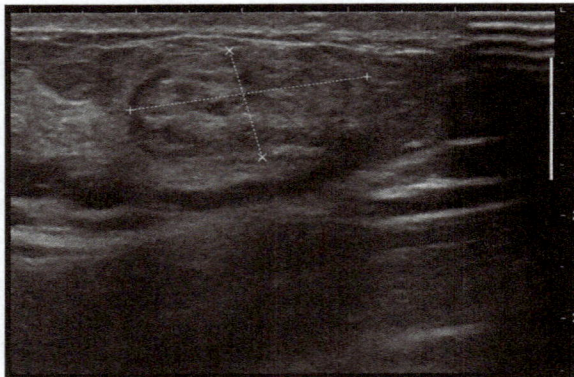

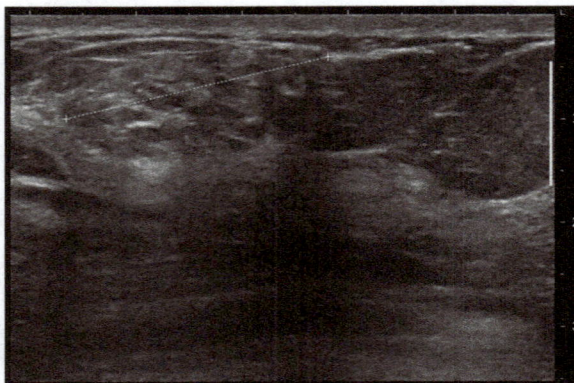

6.2.8 Leiomyoma

Form	Achse	Rand	Echogenität
☐ oval	☒ parallel	☐ umschrieben	☐ echofrei
☐ rund	☐ nicht	☒ nicht umschrieben	☐ echoreich
☒ irregulär	parallel	_____	☐ komplex zystisch und solide
		☒ unscharf	☒ echoarm
		☐ anguliert	☐ echogleich
		☐ mikrolobuliert	☐ heterogen
		☐ spikuliert	

Schallfortleitung	Kalzifikation	Assoziierte Zeichen oder Zusatzkriterium
☐ keine	☐ im Herdbefund	☐ Architekturstörung
☒ Verstärkung	☐ außerhalb des	☒ präoperativ
☐ Schatten	Herdbefundes	☐ postoperativ
☒ gemischt	☐ intraduktal	☐ Spezialfall

Kategorien: ☐ 1 ☐ 2 ☐ 3 ☒ 4 ☐ 5

Histologischer Befund: Leiomyoma

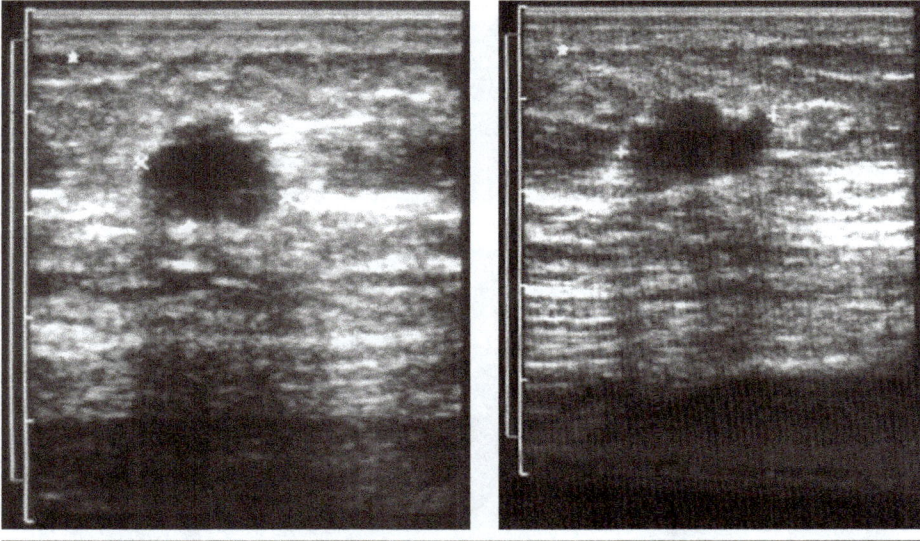

6.2.9 Duktektasien

Normal	Anormal
☒ Umschrieben	☐ Zystsiche Dilatation
☒ Regulär	☐ irregulär
☒ Kaliber normal	☐ Gangschwankung/Gangerweiterung

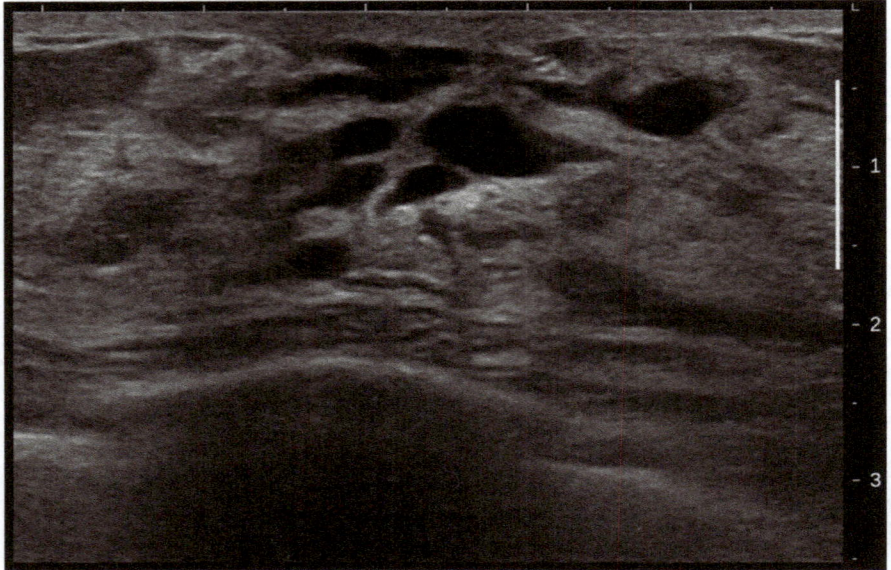

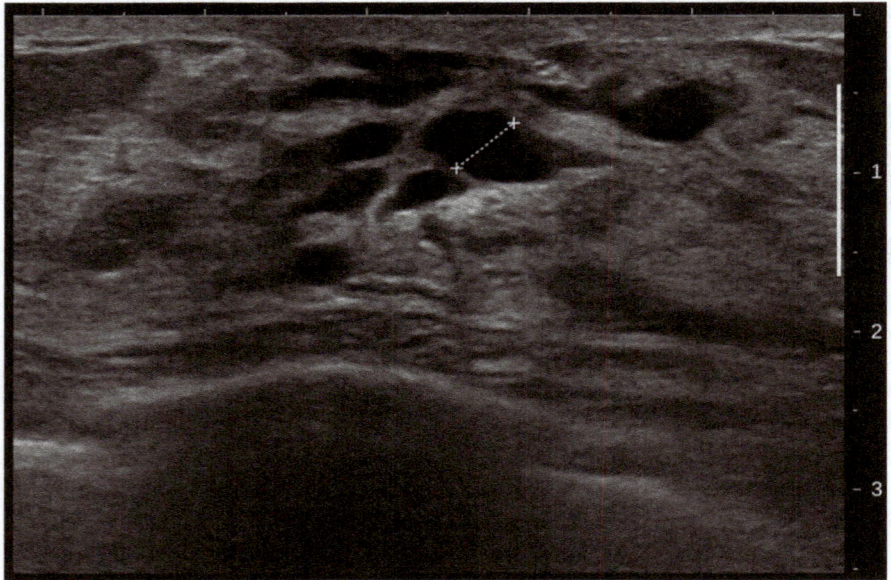

6.2.10 Papillom

6.2.10.1 Papillom – Fall 1

Form	Achse	Rand	Echogenität
☒ oval	☒ parallel	☒ umschrieben	☐ echofrei
☐ rund	☐ nicht	☐ nicht umschrieben	☐ echoreich
☐ irregulär	parallel	————————	☒ komplex zystisch und solide
		☐ unscharf	☐ echoarm
		☐ anguliert	☐ echogleich
		☐ mikrolobuliert	☐ heterogen
		☐ spikuliert	

Schallfortleitung	Kalzifikation	Assoziierte Zeichen oder Zusatzkriterium
☐ keine	☐ im Herdbefund	☒ Architekturstörung
☒ Verstärkung	☐ außerhalb des	☒ präoperativ
☐ Schatten	Herdbefundes	☐ postoperativ
☐ gemischt	☐ intraduktal	☐ Spezialfall

Kategorien: ☐ 1 ☐ 2 ☒ 3 ☐ 4 ☐ 5

Histologischer Befund: peripheres Milchgangpapillom (0,5 cm)

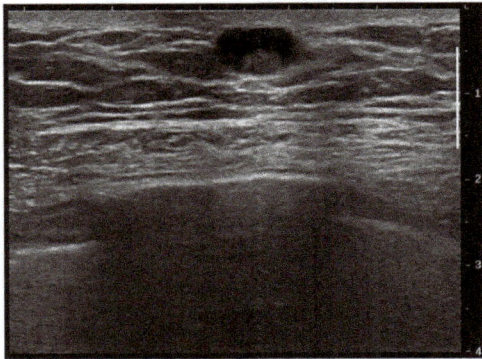

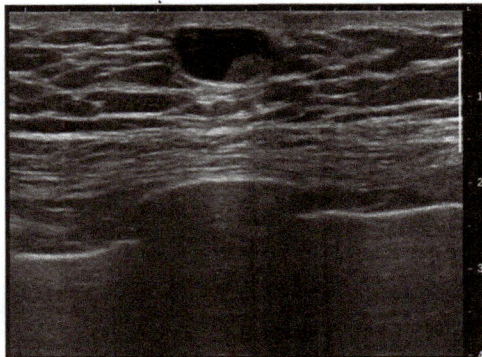

6.2.10.2 Papillom – Fall 2

Form	Achse	Rand		Echogenität
☐ oval	☐ parallel	☒ umschrieben		☐ echofrei
☒ rund	☒ nicht	☐ nicht umschrieben		☒ echoreich
☐ irregulär	parallel	_____		☐ komplex zystisch und solide
			☐ unscharf	☐ echoarm
			☐ anguliert	☐ echogleich
			☐ mikrolobuliert	☐ heterogen
			☐ spikuliert	

Schallfortleitung	Kalzifikation		Assoziierte Zeichen oder Zusatzkriterium	
☐ keine	☐ im Herdbefund		☐ Architekturstörung	
☒ Verstärkung	☐ außerhalb des		☒ präoperativ	
☐ Schatten	Herdbefundes		☐ postoperativ	
☐ gemischt	☐ intraduktal		☐ Spezialfall	

Kategorien: ☐ 1 ☐ 2 ☒ 3 ☐ 4 ☐ 5

Histologischer Befund: intramamilläres Papillom (0,8 cm)

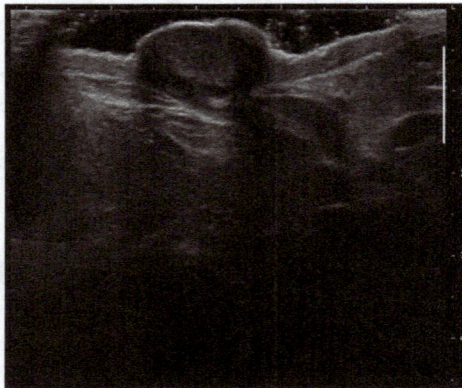

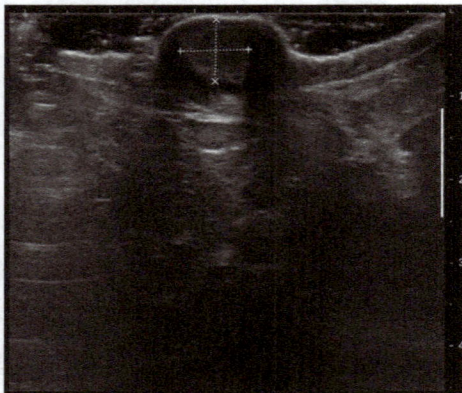

6.2.10.3 Papillom – Fall 3

Form		Achse		Rand		Echogenität	
☐	oval	☐	parallel	☒	umschrieben	☐	echofrei
☒	rund	☒	nicht	☐	nicht umschrieben	☐	echoreich
☐	irregulär		parallel		_____	☒	komplex zystisch und solide
				☐	unscharf	☐	echoarm
				☐	anguliert	☐	echogleich
				☐	mikrolobuliert	☐	heterogen
				☐	spikuliert		

Schallfortleitung		Kalzifikation		Assoziierte Zeichen oder Zusatzkriterium	
☐	keine	☐	im Herdbefund	☒	Architekturstörung
☒	Verstärkung	☐	außerhalb des	☒	präoperativ
☐	Schatten		Herdbefundes	☐	postoperativ
☐	gemischt	☐	intraduktal	☐	Spezialfall

Kategorien: ☐ 1 ☐ 2 ☒ 3 ☐ 4 ☐ 5

Histologischer Befund: intrazystisches Papillom (1,5 cm)

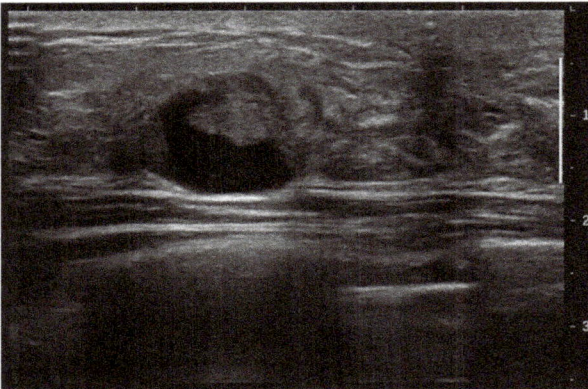

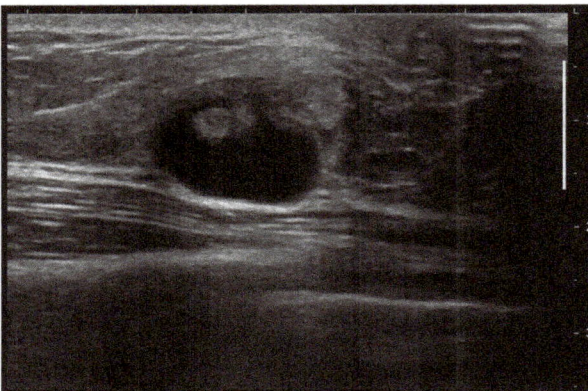

6.2.10.4 Papillom – Fall 4

Form	Achse	Rand		Echogenität
☐ oval	☐ parallel	☐ umschrieben		☐ echofrei
☐ rund	☒ nicht	☒ nicht umschrieben		☐ echoreich
☒ irregulär	parallel	_____		☒ komplex zystisch und solide
		☒ unscharf		☐ echoarm
		☐ anguliert		☐ echogleich
		☐ mikrolobuliert		☐ heterogen
		☐ spikuliert		

Schallfortleitung	Kalzifikation		Assoziierte Zeichen oder Zusatzkriterium
☐ keine	☐ im Herdbefund		☒ Architekturstörung
☒ Verstärkung	☐ außerhalb des		☒ präoperativ
☐ Schatten	Herdbefundes		☐ postoperativ
☐ gemischt	☐ intraduktal		☐ Spezialfall

Kategorien: ☐ 1 ☐ 2 ☐ 3 ☒ 4 ☐ 5

Histologischer Befund: intrazystisches Milchgangpapillom (2,5 cm)

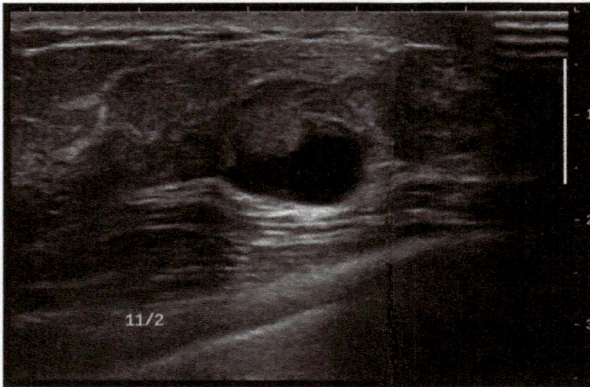

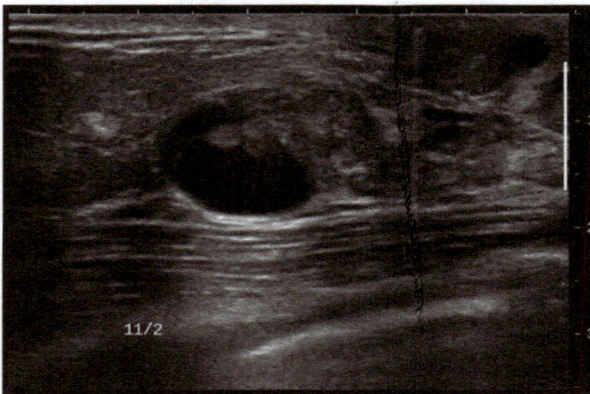

6.2.11 Juvenile Papillomatose

6.2.11.1 Juvenile Papillomatose – Fall 1

Form	Achse	Rand		Echogenität	
☐ oval	☒ parallel	☐ umschrieben		☐ echofrei	
☐ rund	☐ nicht	☒ nicht umschrieben		☐ echoreich	
☒ irregulär	parallel			☒ komplex zystisch und solide	
		☐ unscharf		☐ echoarm	
		☐ anguliert		☐ echogleich	
		☐ mikrolobuliert		☐ heterogen	
		☐ spikuliert			

Schallfortleitung	Kalzifikation		Assoziierte Zeichen oder Zusatzkriterium	
☒ keine	☐ im Herdbefund		☒ Architekturstörung	
☐ Verstärkung	☐ außerhalb des		☒ präoperativ	
☐ Schatten	Herdbefundes		☐ postoperativ	
☐ gemischt	☐ intraduktal		☐ Spezialfall	

Kategorien: ☐ 1 ☐ 2 ☒ 3 ☐ 4 ☐ 5

Histologischer Befund: Juvenile Papillomatose (3,4 cm)

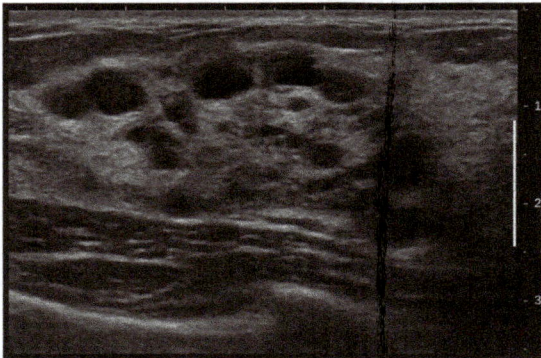

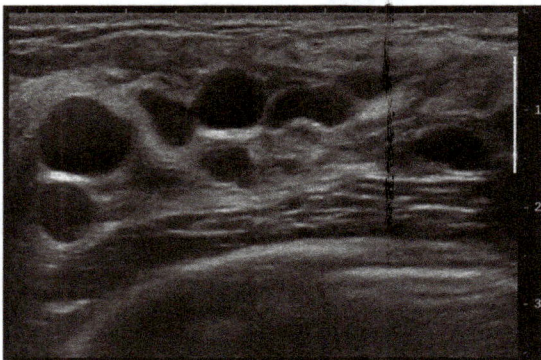

6.2.11.2 Juvenile Papillomatose – Fall 2

Form	Achse	Rand		Echogenität
☒ oval	☒ parallel	☒ umschrieben		☐ echofrei
☐ rund	☐ nicht	☐ nicht umschrieben		☐ echoreich
☐ irregulär	parallel			☒ komplex zystisch und solide
		☐ unscharf		☐ echoarm
		☐ anguliert		☐ echogleich
		☐ mikrolobuliert		☐ heterogen
		☐ spikuliert		

Schallfortleitung	Kalzifikation		Assoziierte Zeichen oder Zusatzkriterium
☐ keine	☐ im Herdbefund		☒ Architekturstörung
☐ Verstärkung	☐ außerhalb des		☒ präoperativ
☐ Schatten	Herdbefundes		☐ postoperativ
☒ gemischt	☐ intraduktal		☐ Spezialfall

Kategorien: ☐ 1 ☐ 2 ☒ 3 ☐ 4 ☐ 5

Histologischer Befund: Juvenile Papillomatose (5,0 cm)

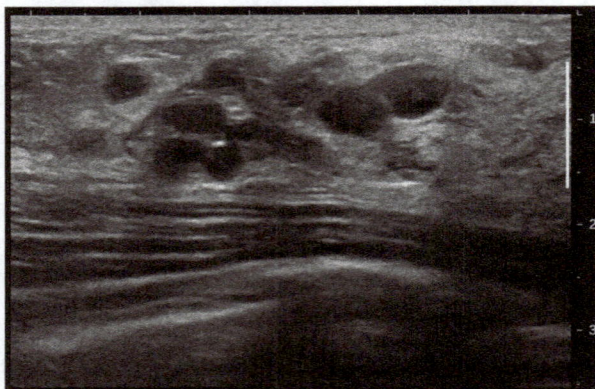

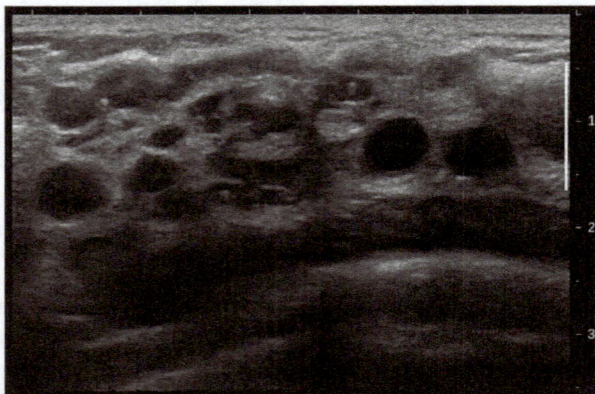

6.2.12 Mastopathie

Form		Achse		Rand		Echogenität	
☒	oval	☒	parallel	☒	umschrieben	☒	echofrei
☐	rund	☐	nicht	☐	nicht umschrieben	☐	echoreich
☐	irregulär		parallel			☐	komplex zystisch und solide
				☐	unscharf	☐	echoarm
				☐	anguliert	☐	echogleich
				☐	mikrolobuliert	☐	heterogen
				☐	spikuliert		

Schallfortleitung		Kalzifikation		Assoziierte Zeichen oder Zusatzkriterium	
☐	keine	☐	im Herdbefund	☒	Architekturstörung
☒	Verstärkung	☐	außerhalb des	☒	präoperativ
☐	Schatten		Herdbefundes	☐	postoperativ
☐	gemischt	☐	intraduktal	☐	Spezialfall

Kategorien: ☐ 1 ☒ 2 ☐ 3 ☐ 4 ☐ 5

Histologischer Befund: zystische Mastopathie (2,2 cm)

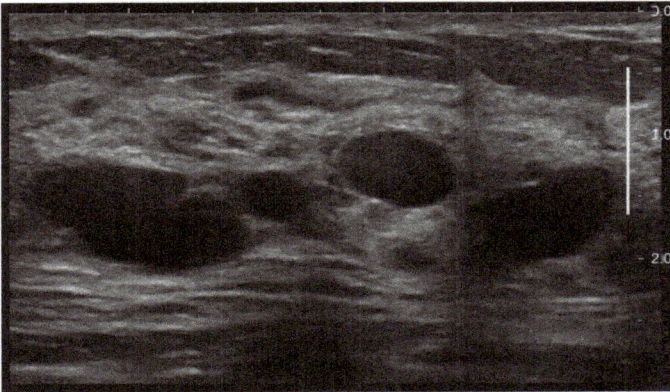

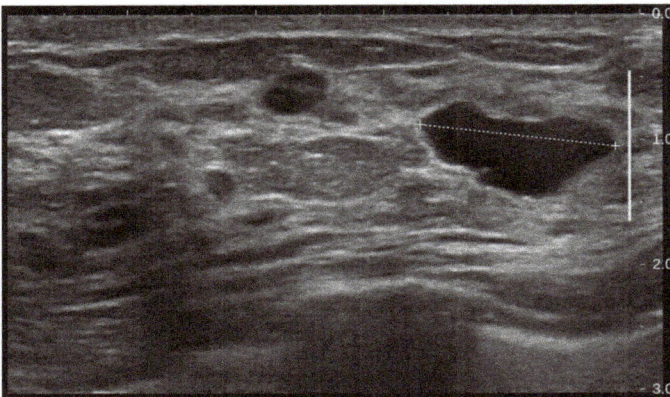

6.2.13 Atypisch duktale Hyperplasie

Form	Achse	Rand	Echogenität
☐ oval	☐ parallel	☐ umschrieben	☐ echofrei
☐ rund	☒ nicht	☒ nicht umschrieben	☐ echoreich
☒ irregulär	parallel	————————	☐ komplex zystisch und solide
		☒ unscharf	☒ echoarm
		☐ anguliert	☐ echogleich
		☐ mikrolobuliert	☐ heterogen
		☐ spikuliert	

Schallfortleitung	Kalzifikation	Assoziierte Zeichen oder Zusatzkriterium
☐ keine	☐ im Herdbefund	☒ Architekturstörung
☐ Verstärkung	☐ außerhalb des	☒ präoperativ
☒ Schatten	Herdbefundes	☐ postoperativ
☐ gemischt	☐ intraduktal	☐ Spezialfall

Kategorien: ☐ 1 ☐ 2 ☐ 3 ☐ 4 ☒ 5

Histologischer Befund: Mastopathia chronica lipofibrosa partim cystica, duktale Hyperplasie mit geringen bis mittelgradigen Atypien, herdförmig Fibroadenome, apokrine Metaplasien, zystisch ektasierte Ductuli (1,7 cm)

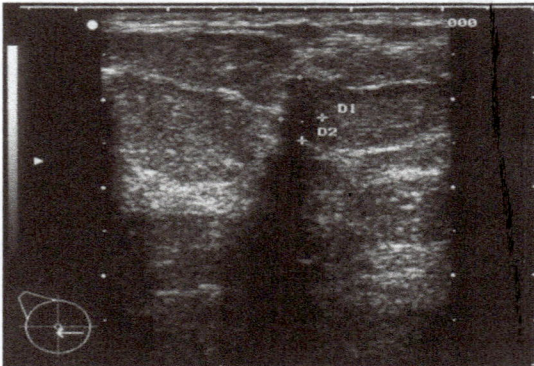

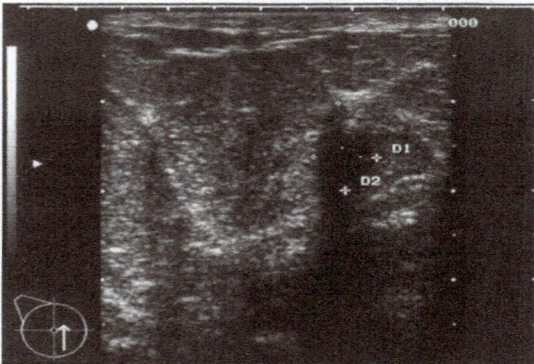

6.2.14 Radiäre Narbe

6.2.14.1 Radiäre Narbe – Fall 1

Form	Achse	Rand	Echogenität
☐ oval	☐ parallel	☐ umschrieben	☐ echofrei
☐ rund	☒ nicht	☒ nicht umschrieben	☐ echoreich
☒ irregulär	parallel	_____	☐ komplex zystisch und solide
		☒ unscharf	☒ echoarm
		☐ anguliert	☐ echogleich
		☐ mikrolobuliert	☐ heterogen
		☐ spikuliert	

Schallfortleitung	Kalzifikation		Assoziierte Zeichen oder Zusatzkriterium
☐ keine	☐ im Herdbefund		☒ Architekturstörung
☐ Verstärkung	☐ außerhalb des		☒ präoperativ
☒ Schatten	Herdbefundes		☐ postoperativ
☐ gemischt	☐ intraduktal		☐ Spezialfall

Kategorien: ☐ 1 ☐ 2 ☐ 3 ☒ 4 ☐ 5

Histologischer Befund: Sklerosierende duktale Läsion im Sinne einer radiären Narbe (0,5 cm)

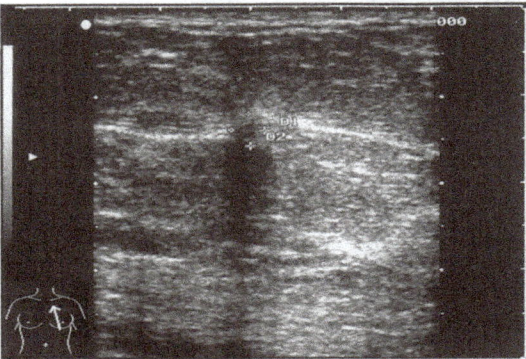

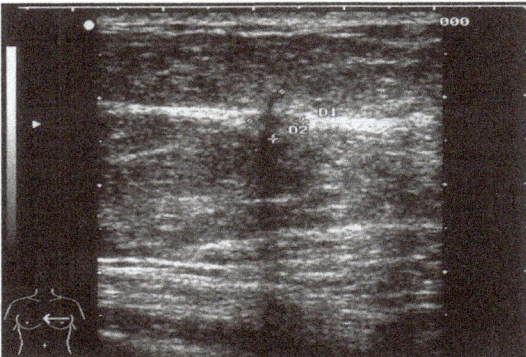

6.2.14.2 Radiäre Narbe – Fall 2

Form	Achse	Rand	Echogenität
☐ oval	☐ parallel	☐ umschrieben	☐ echofrei
☐ rund	☒ nicht	☒ nicht umschrieben	☐ echoreich
☒ irregulär	parallel	————————	☐ komplex zystisch und solide
		☒ unscharf	☒ echoarm
		☐ anguliert	☐ echogleich
		☐ mikrolobuliert	☐ heterogen
		☐ spikuliert	

Schallfortleitung	Kalzifikation		Assoziierte Zeichen oder Zusatzkriterium	
☐ keine	☐ im Herdbefund		☒ Architekturstörung	
☐ Verstärkung	☐ außerhalb des		☒ präoperativ	
☒ Schatten	Herdbefundes		☐ postoperativ	
☐ gemischt	☐ intraduktal		☐ Spezialfall	

Kategorien: ☐ 1 ☐ 2 ☐ 3 ☒ 4 ☐ 5

Histologischer Befund: Sog. radiäre (strahlige) Narbe (komplexe sklerosierende Läsion), duktale Hyperplasie mit mittelgradigen Atypien (1,9 cm)

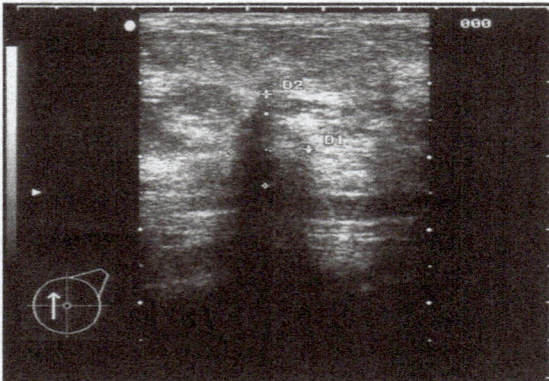

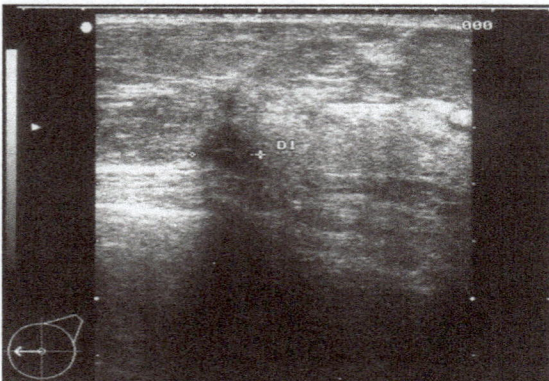

6.2.15 Galaktozele

6.2.15.1 Galaktozele – Fall 1

Form	Achse	Rand		Echogenität
☐ oval	☐ parallel	☐ umschrieben		☐ echofrei
☒ rund	☒ nicht	☐ nicht umschrieben		☒ echoreich
☐ irregulär	parallel	_____		☐ komplex zystisch und solide
			☐ unscharf	☐ echoarm
			☐ anguliert	☐ echogleich
			☐ mikrolobuliert	☐ heterogen
			☐ spikuliert	

Schallfortleitung	Kalzifikation		Assoziierte Zeichen oder Zusatzkriterium	
☒ keine	☐ im Herdbefund		☐ Architekturstörung	
☐ Verstärkung	☐ außerhalb des		☐ präoperativ	
☐ Schatten	Herdbefundes		☐ postoperativ	
☐ gemischt	☐ intraduktal		☐ Spezialfall	

Kategorien: ☐ 1 ☐ 2 ☒ 3 ☐ 4 ☐ 5

Histologischer Befund: Galaktozele (0,7 cm)

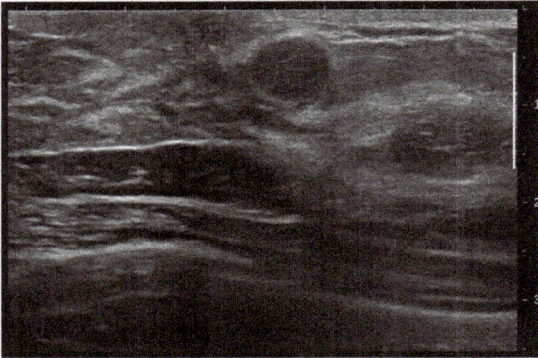

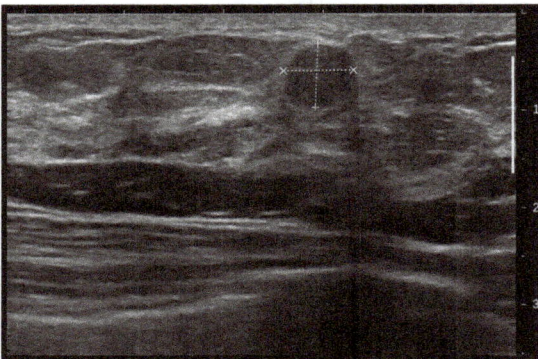

6.2.15.2 Galaktozele – Fall 2

Form	Achse	Rand		Echogenität
☐ oval	☒ parallel	☒ umschrieben		☐ echofrei
☒ rund	☐ nicht	☐ nicht umschrieben		☐ echoreich
☐ irregulär	parallel	————————		☐ komplex zystisch und solide
		☐	unscharf	☒ echoarm
		☐	anguliert	☐ echogleich
		☐	mikrolobuliert	☐ heterogen
		☐	spikuliert	

Schallfortleitung	Kalzifikation	Assoziierte Zeichen oder Zusatzkriterium	
☐ keine	☐ im Herdbefund	☐	Architekturstörung
☒ Verstärkung	☐ außerhalb des	☐	präoperativ
☐ Schatten	Herdbefundes	☐	postoperativ
☐ gemischt	☐ intraduktal	☐	Spezialfall

Kategorien: ☐ 1 ☐ 2 ☒ 3 ☐ 4 ☐ 5

Histologischer Befund: Galaktozele (1,6 cm)

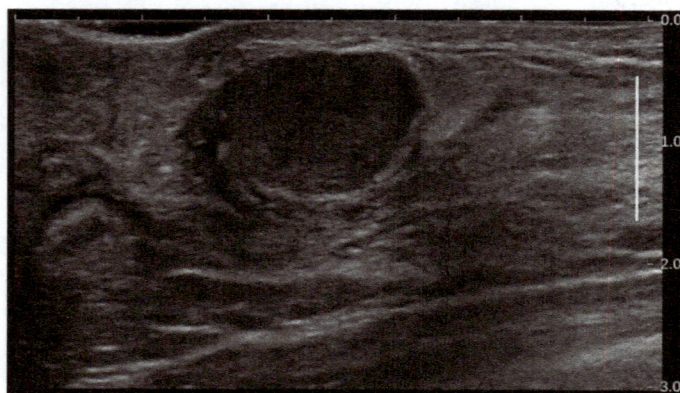

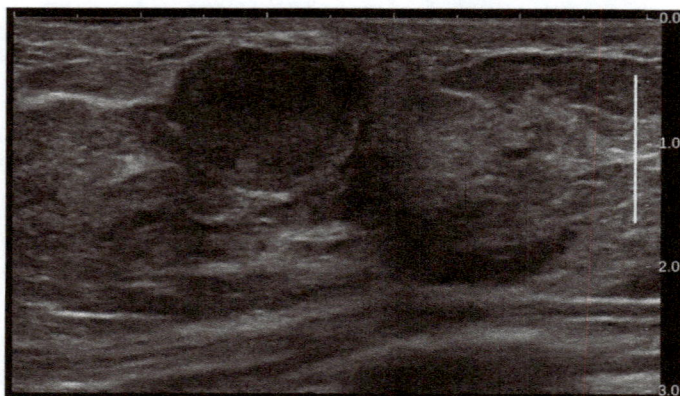

6.2.15.3 Galaktozele – Fall 3

Form		Achse		Rand		Echogenität	
☒	oval	☒	parallel	☒	umschrieben	☐	echofrei
☐	rund	☐	nicht	☐	nicht umschrieben	☐	echoreich
☐	irregulär		parallel		————————	☒	komplex zystisch und solide
				☐	unscharf	☐	echoarm
				☐	anguliert	☐	echogleich
				☐	mikrolobuliert	☐	heterogen
				☐	spikuliert		

Schallfortleitung		Kalzifikation		Assoziierte Zeichen oder Zusatzkriterium	
☐	keine	☐	im Herdbefund	☐	Architekturstörung
☒	Verstärkung	☐	außerhalb des	☐	präoperativ
☐	Schatten		Herdbefundes	☐	postoperativ
☐	gemischt	☐	intraduktal	☐	Spezialfall

Kategorien: ☐ 1 ☐ 2 ☒ 3 ☐ 4 ☐ 5

Histologischer Befund: Galaktozele (2,5 cm)

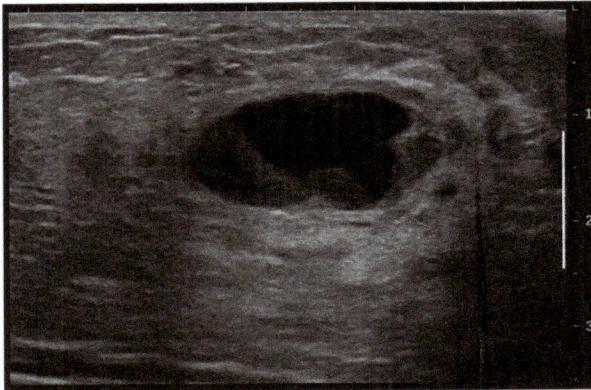

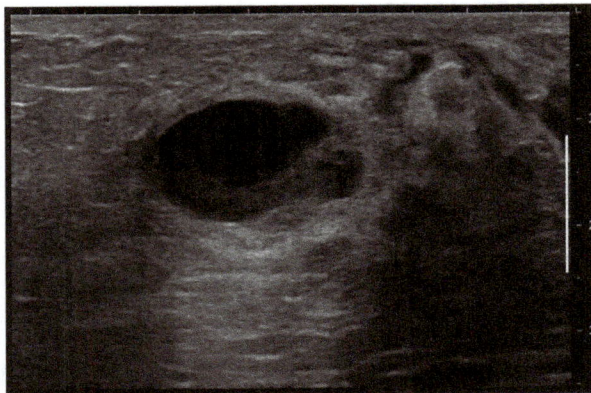

6.2.15.4 Galaktozele – Fall 5

Form	Achse	Rand		Echogenität
☐ oval	☐ parallel	☒ umschrieben		☐ echofrei
☐ rund	☒ nicht	☐ nicht umschrieben		☐ echoreich
☒ irregulär	parallel	———————————		☒ komplex zystisch und solide
		☐ unscharf		☐ echoarm
		☐ anguliert		☐ echogleich
		☐ mikrolobuliert		☐ heterogen
		☐ spikuliert		

Schallfortleitung	Kalzifikation		Assoziierte Zeichen oder Zusatzkriterium
☐ keine	☐ im Herdbefund		☐ Architekturstörung
☐ Verstärkung	☐ außerhalb des		☐ präoperativ
☐ Schatten	Herdbefundes		☐ postoperativ
☒ gemischt	☐ intraduktal		☐ Spezialfall

Kategorien: ☐ 1 ☐ 2 ☒ 3 ☐ 4 ☐ 5

Histologischer Befund: Galaktozele (2,8 cm)

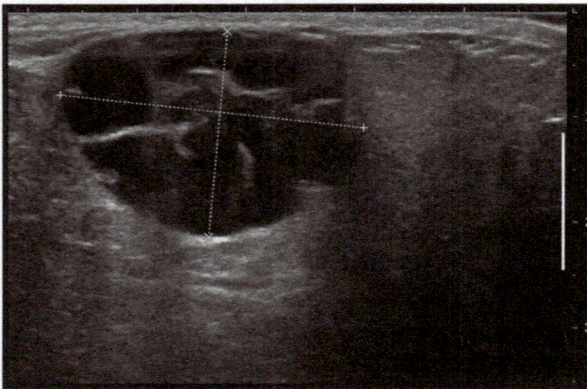

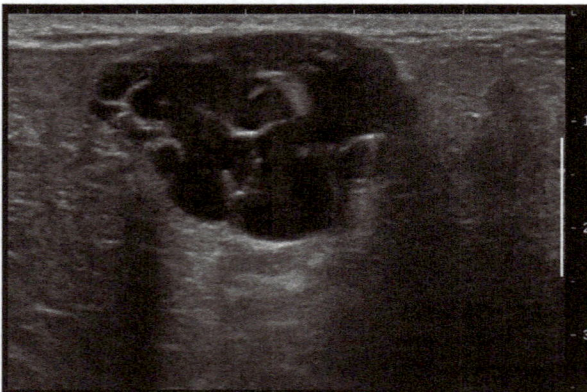

6.2.15.5 Galaktozele – Fall 6

Form		Achse		Rand		Echogenität	
☒	oval	☒	parallel	☒	umschrieben	☐	echofrei
☐	rund	☐	nicht	☐	nicht umschrieben	☒	echoreich
☐	irregulär		parallel			☐	komplex zystisch und solide
				☐	unscharf	☐	echoarm
				☐	anguliert	☐	echogleich
				☐	mikrolobuliert	☐	heterogen
				☐	spikuliert		

Schallfortleitung		Kalzifikation		Assoziierte Zeichen oder Zusatzkriterium	
☐	keine	☐	im Herdbefund	☐	Architekturstörung
☒	Verstärkung	☐	außerhalb des	☐	präoperativ
☐	Schatten		Herdbefundes	☐	postoperativ
☐	gemischt	☐	intraduktal	☐	Spezialfall

Kategorien: ☐ 1 ☐ 2 ☒ 3 ☐ 4 ☐ 5

Histologischer Befund: Galaktozele post partum (4,1 cm)

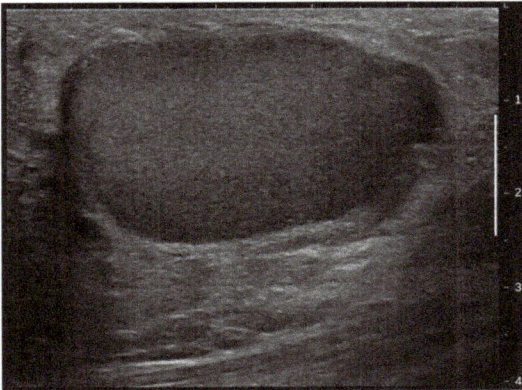

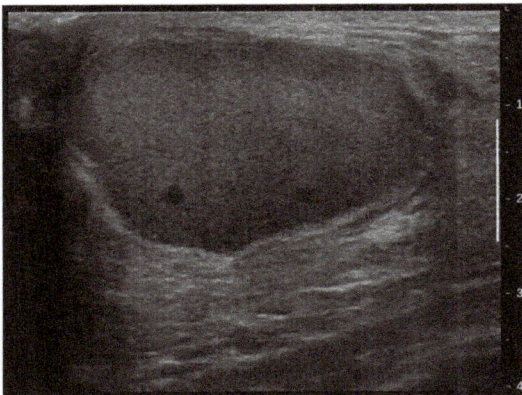

6.2.16 Laktierendes Adenom

Form	Achse	Rand		Echogenität
☒ oval	☒ parallel	☒ umschrieben		☐ echofrei
☐ rund	☐ nicht	☐ nicht umschrieben		☐ echoreich
☐ irregulär	parallel	————————————		☐ komplex zystisch und solide
		☐	unscharf	☐ echoarm
		☐	anguliert	☐ echogleich
		☐	mikrolobuliert	☒ heterogen
		☐	spikuliert	

Schallfortleitung	Kalzifikation		Assoziierte Zeichen oder Zusatzkriterium	
☐ keine	☐	im Herdbefund	☐	Architekturstörung
☐ Verstärkung	☐	außerhalb des	☒	präoperativ
☐ Schatten		Herdbefundes	☐	postoperativ
☒ gemischt	☐	intraduktal	☐	Spezialfall

Kategorien: ☐ 1 ☒ 2 ☐ 3 ☐ 4 ☐ 5

Histologischer Befund: latkierendes Adenom

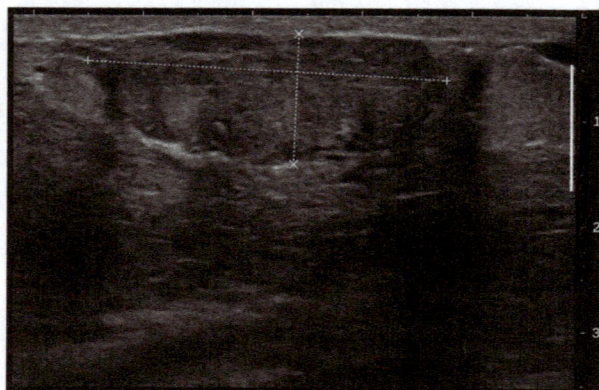

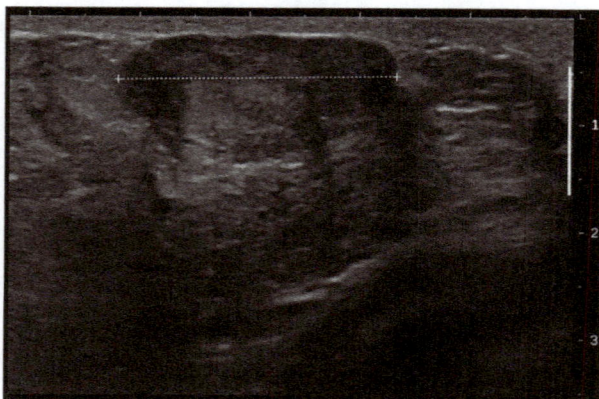

6.2.17 Mastitis puerperalis

6.2.17.1 Fall 1: mastitisches Frühinfiltrat

Form		Achse		Rand		Echogenität	
☐	oval	☒	parallel	☐	umschrieben	☐	echofrei
☐	rund	☐	nicht	☒	nicht umschrieben	☐	echoreich
☒	irregulär		parallel		————————	☐	komplex zystisch und solide
				☒	unscharf	☐	echoarm
				☐	anguliert	☐	echogleich
				☐	mikrolobuliert	☒	heterogen
				☐	spikuliert		

Schallfortleitung		Kalzifikation		Assoziierte Zeichen oder Zusatzkriterium	
☐	keine	☐	im Herdbefund	☒	Architekturstörung
☐	Verstärkung	☐	außerhalb des	☒	präoperativ
☐	Schatten		Herdbefundes	☐	postoperativ
☒	gemischt	☐	intraduktal	☐	Spezialfall

Kategorien: ☐ 1 ☐ 2 ☒ 3 ☐ 4 ☐ 5

Histologischer Befund:

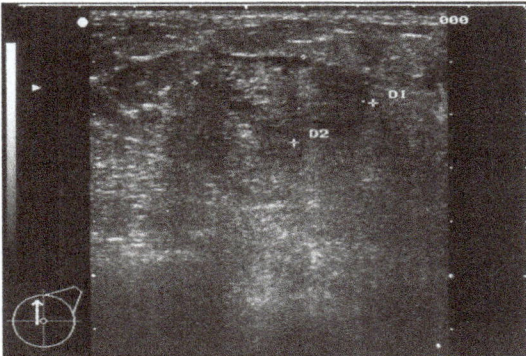

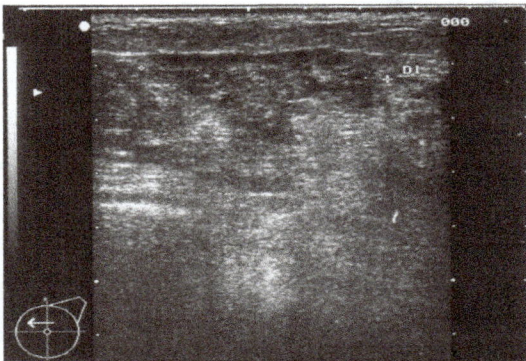

6.2.17.2 Fall 2: mit Abszedierung, präpektoral

Form	Achse	Rand		Echogenität
☐ oval	☒ parallel	☐ umschrieben		☐ echofrei
☐ rund	☐ nicht	☒ nicht umschrieben		☐ echoreich
☒ irregulär	parallel			☐ komplex zystisch und solide
		☒	unscharf	☐ echoarm
		☐	anguliert	☐ echogleich
		☐	mikrolobuliert	☒ heterogen
		☐	spikuliert	

Schallfortleitung	Kalzifikation		Assoziierte Zeichen oder Zusatzkriterium
☐ keine	☐ im Herdbefund		☒ Architekturstörung
☒ Verstärkung	☐ außerhalb des		☒ präoperativ
☐ Schatten	Herdbefundes		☐ postoperativ
☐ gemischt	☐ intraduktal		☐ Spezialfall

Kategorien: ☐ 1 ☐ 2 ☒ 3 ☐ 4 ☐ 5

Histologischer Befund:

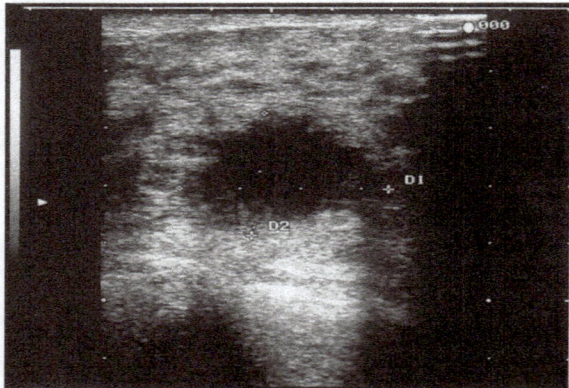

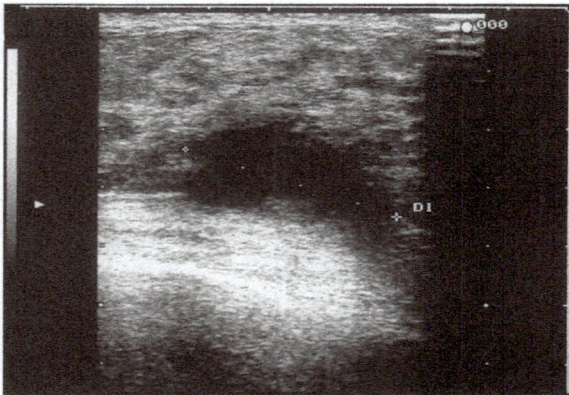

6.2.18 Mastitis non puerperalis

6.2.18.1 Fall 1: Abszess mit Perforation

Form		Achse		Rand		Echogenität	
☐	oval	☐	parallel	☒	umschrieben	☐	echofrei
☐	rund	☒	nicht	☐	nicht umschrieben	☐	echoreich
☒	irregulär		parallel			☐	komplex zystisch und solide
				☐	unscharf	☐	echoarm
				☐	anguliert	☐	echogleich
				☐	mikrolobuliert	☒	heterogen
				☐	spikuliert		

Schallfortleitung		Kalzifikation		Assoziierte Zeichen oder Zusatzkriterium	
☐	keine	☐	im Herdbefund	☒	Architekturstörung
☒	Verstärkung	☐	außerhalb des	☒	präoperativ
☐	Schatten		Herdbefundes	☐	postoperativ
☐	gemischt	☐	intraduktal	☐	Spezialfall

Kategorien: ☐ 1 ☐ 2 ☒ 3 ☐ 4 ☐ 5

Histologischer Befund: Abszess mit Perforation

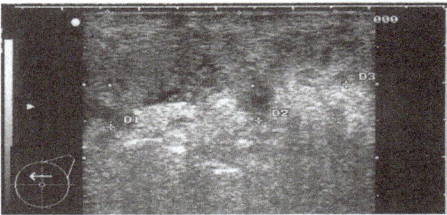

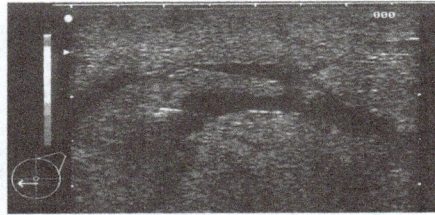

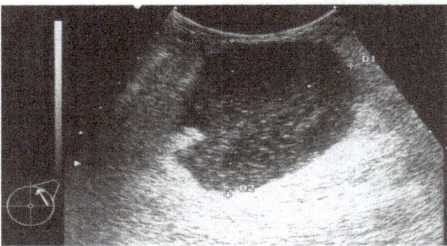

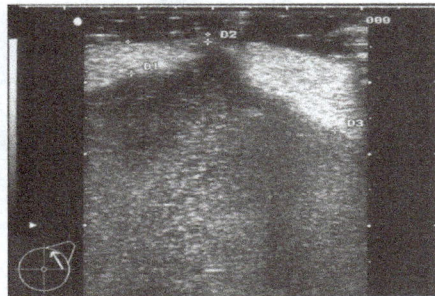

6.2.18.2 Fall 2: Subkutaner Abszess

Form	Achse	Rand		Echogenität
☐ oval	☐ parallel	☐ umschrieben		☐ echofrei
☐ rund	☒ nicht	☒ nicht umschrieben		☐ echoreich
☒ irregulär	parallel	_____		☐ komplex zystisch und solide
		☒ unscharf		☐ echoarm
		☐ anguliert		☐ echogleich
		☐ mikrolobuliert		☒ heterogen
		☐ spikuliert		

Schallfortleitung	Kalzifikation		Assoziierte Zeichen oder Zusatzkriterium
☐ keine	☐ im Herdbefund		☐ Architekturstörung
☒ Verstärkung	☐ außerhalb des		☒ präoperativ
☐ Schatten	Herdbefundes		☐ postoperativ
☐ gemischt	☐ intraduktal		☐ Spezialfall

Kategorien: ☐ 1 ☐ 2 ☒ 3 ☐ 4 ☐ 5

Histologischer Befund: Abszess (entzündliches Granulationsgewebe mit beginnender Fibrose)

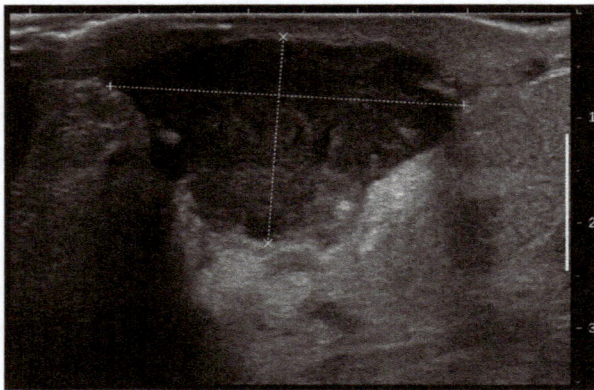

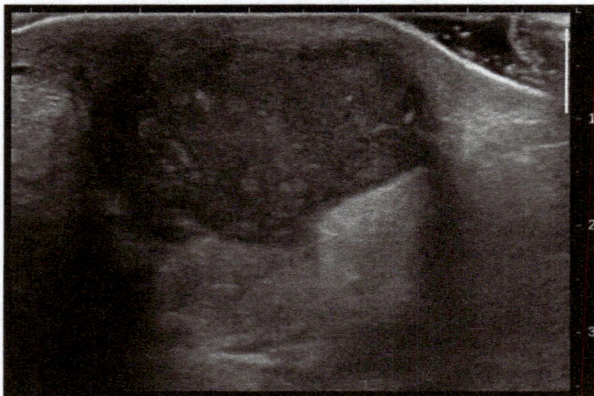

6.2.18.3 Fall 3: Retroareolärer Abszess

Form	Achse	Rand		Echogenität
☐ oval	☐ parallel	☐ umschrieben		☐ echofrei
☐ rund	☒ nicht	☒ nicht umschrieben		☐ echoreich
☒ irregulär	parallel			☐ komplex zystisch und solide
		☒	unscharf	☐ echoarm
		☐	anguliert	☐ echogleich
		☐	mikrolobuliert	☒ heterogen
		☐	spikuliert	

Schallfortleitung	Kalzifikation		Assoziierte Zeichen oder Zusatzkriterium	
☐ keine	☐ im Herdbefund		☐	Architekturstörung
☐ Verstärkung	☐ außerhalb des		☐	präoperativ
☐ Schatten	Herdbefundes		☒	postoperativ
☒ gemischt	☐ intraduktal		☐	Spezialfall

Kategorien: ☐ 1 ☐ 2 ☒ 3 ☐ 4 ☐ 5

Histologischer Befund: Anteile eines retroareolären Abszesses

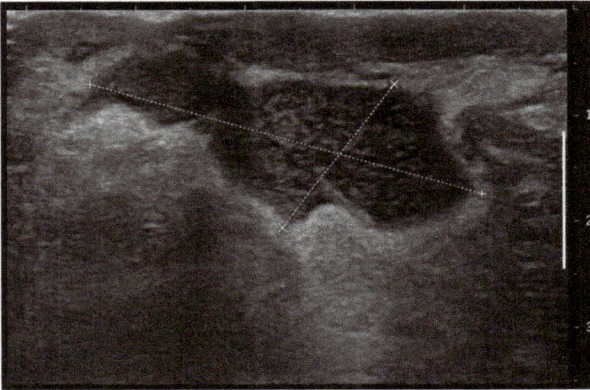

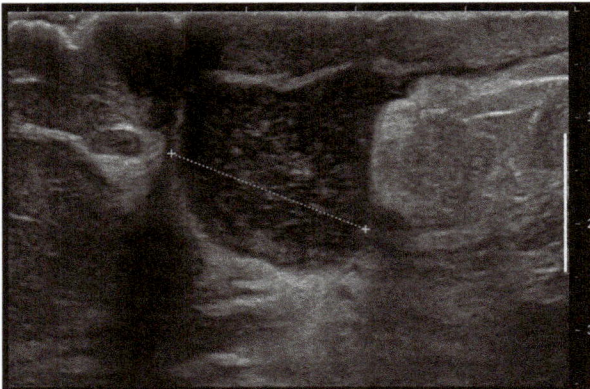

6.2.18.4 Fall 4: Abszess (Axilla)

Form	Achse	Rand	Echogenität
☐ oval	☐ parallel	☒ umschrieben	☐ echofrei
☐ rund	☒ nicht	☐ nicht umschrieben	☐ echoreich
☒ irregulär	parallel	_____	☒ komplex zystisch und solide
		☐ unscharf	☐ echoarm
		☐ anguliert	☐ echogleich
		☐ mikrolobuliert	☐ heterogen
		☐ spikuliert	

Schallfortleitung	Kalzifikation		Assoziierte Zeichen oder Zusatzkriterium
☐ keine	☐ im Herdbefund		☐ Architekturstörung
☒ Verstärkung	☐ außerhalb des		☒ präoperativ
☐ Schatten	Herdbefundes		☐ postoperativ
☐ gemischt	☐ intraduktal		☐ Spezialfall

Kategorien: ☐ 1 ☐ 2 ☒ 3 ☐ 4 ☐ 5

Histologischer Befund: Abszess (Axilla)

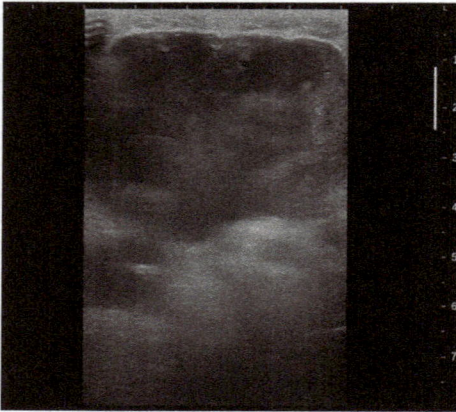

6.2.19 Zyste

6.2.19.1 Zyste – Fall 1

Form	Achse	Rand		Echogenität	
☐ oval	☐ parallel	☒ umschrieben		☒ echofrei	
☒ rund	☒ nicht	☐ nicht umschrieben		☐ echoreich	
☐ irregulär	parallel	_____		☐ komplex zystisch und solide	
		☐	unscharf	☐ echoarm	
		☐	anguliert	☐ echogleich	
		☐	mikrolobuliert	☐ heterogen	
		☐	spikuliert		

Schallfortleitung	Kalzifikation		Assoziierte Zeichen oder Zusatzkriterium	
☐ keine	☐ im Herdbefund		☐	Architekturstörung
☒ Verstärkung	☐ außerhalb des		☐	präoperativ
☐ Schatten	Herdbefundes		☐	postoperativ
☐ gemischt	☐ intraduktal		☒	Spezialfall
			☒	Einfache Zyste

Kategorien: ☐ 1 ☒ 2 ☐ 3 ☐ 4 ☐ 5

Histologischer Befund: Zyste

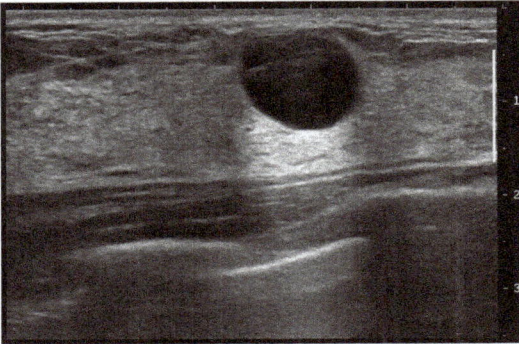

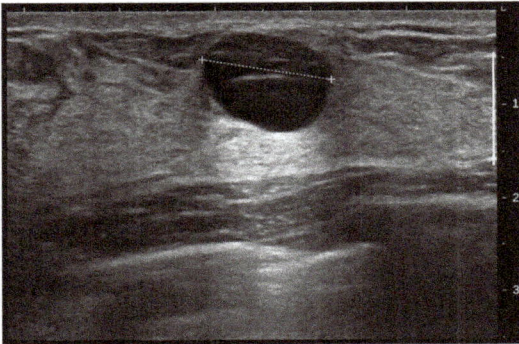

6.2.19.2 Zyste – Fall 2

Form	Achse	Rand	Echogenität
☐ oval	☐ parallel	☒ umschrieben	☒ echofrei
☒ rund	☒ nicht	☐ nicht umschrieben	☐ echoreich
☐ irregulär	parallel		☐ komplex zystisch und solide
		☐ unscharf	☐ echoarm
		☐ anguliert	☐ echogleich
		☐ mikrolobuliert	☐ heterogen
		☐ spikuliert	

Schallfortleitung	Kalzifikation	Assoziierte Zeichen oder Zusatzkriterium
☐ keine	☐ im Herdbefund	☐ Architekturstörung
☒ Verstärkung	☐ außerhalb des	☐ präoperativ
☐ Schatten	Herdbefundes	☐ postoperativ
☐ gemischt	☐ intraduktal	☒ Spezialfall
		☒ Einfache Zyste

Kategorien: ☐ 1 ☒ 2 ☐ 3 ☐ 4 ☐ 5

Histologischer Befund: Zyste

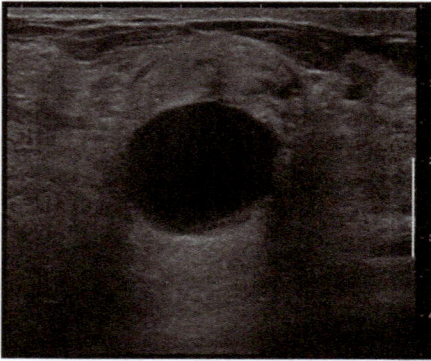

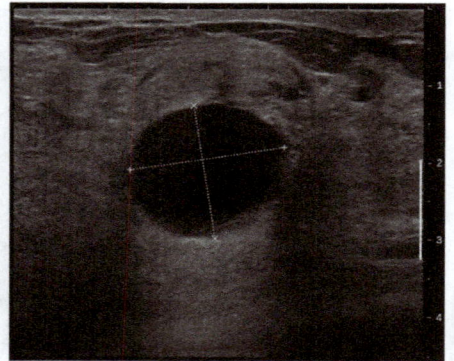

6.2.19.3 Zyste – Fall 3

Form		Achse		Rand			Echogenität	
☒	oval	☒	parallel	☒	umschrieben		☒	echofrei
☐	rund	☐	nicht	☐	nicht umschrieben		☐	echoreich
☐	irregulär		parallel				☐	komplex zystisch und solide
				☐	unscharf		☐	echoarm
				☐	anguliert		☐	echogleich
				☐	mikrolobuliert		☐	heterogen
				☐	spikuliert			

Schallfortleitung		Kalzifikation		Assoziierte Zeichen oder Zusatzkriterium	
☐	keine	☐	im Herdbefund	☐	Architekturstörung
☒	Verstärkung	☐	außerhalb des	☐	präoperativ
☐	Schatten		Herdbefundes	☐	postoperativ
☐	gemischt	☐	intraduktal	☒	Spezialfall
				☒	Einfache Zyste

Kategorien: ☐ 1 ☒ 2 ☐ 3 ☐ 4 ☐ 5

Histologischer Befund: eingeblutete Milchgangszyste mit apokrinen Metaplasien

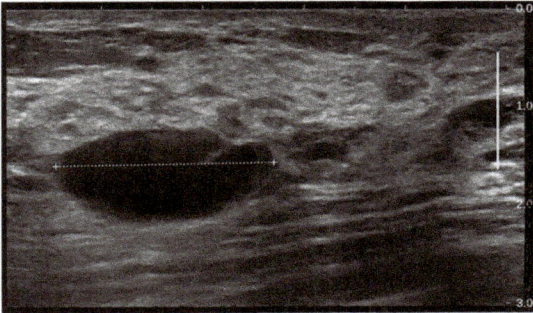

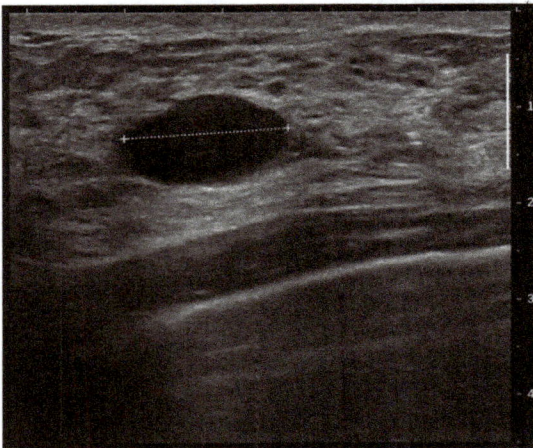

6.2.19.4 Zyste – Fall 4

Form		Achse		Rand		Echogenität	
☒	oval	☒	parallel	☒	umschrieben	☒	echofrei
☐	rund	☐	nicht	☐	nicht umschrieben	☐	echoreich
☐	irregulär		parallel		————————	☐	komplex zystisch und solide
				☐	unscharf	☐	echoarm
				☐	anguliert	☐	echogleich
				☐	mikrolobuliert	☐	heterogen
				☐	spikuliert		

Schallfortleitung		Kalzifikation		Assoziierte Zeichen oder Zusatzkriterium	
☒	keine	☐	im Herdbefund	☐	Architekturstörung
☐	Verstärkung	☐	außerhalb des	☐	präoperativ
☐	Schatten		Herdbefundes	☐	postoperativ
☐	gemischt	☐	intraduktal	☒	Spezialfall
				☒	Einfache Zyste

Kategorien: ☐ 1 ☒ 2 ☐ 3 ☐ 4 ☐ 5

Histologischer Befund: Zyste

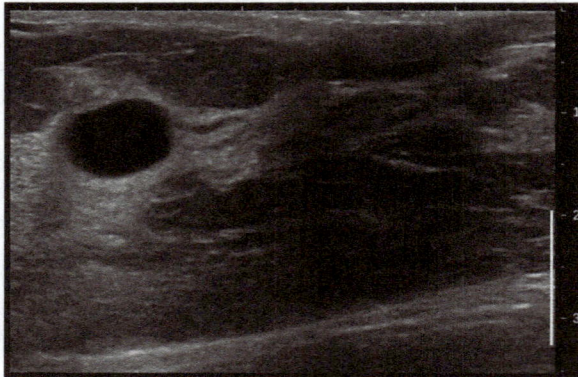

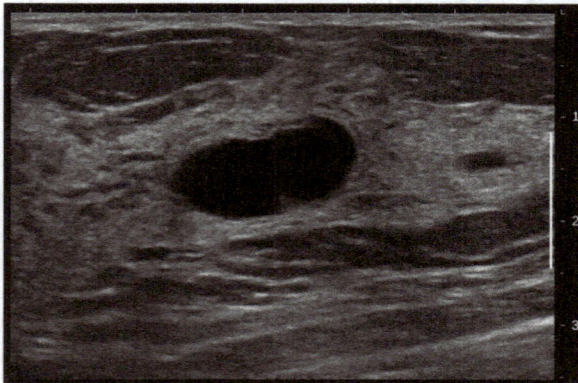

6.2.19.5 Zyste – Fall 5

Form		Achse		Rand			Echogenität
☒	oval	☒	parallel	☒	umschrieben		☒ echofrei
☐	rund	☐	nicht	☐	nicht umschrieben		☐ echoreich
☐	irregulär		parallel				☐ komplex zystisch und solide
				☐	unscharf		☐ echoarm
				☐	anguliert		☐ echogleich
				☐	mikrolobuliert		☐ heterogen
				☐	spikuliert		

Schallfortleitung		Kalzifikation		Assoziierte Zeichen oder Zusatzkriterium	
☐	keine	☐	im Herdbefund	☐	Architekturstörung
☒	Verstärkung	☐	außerhalb des	☐	präoperativ
☐	Schatten		Herdbefundes	☐	postoperativ
☐	gemischt	☐	intraduktal	☒	Spezialfall
				☒	Einfache Zyste

Kategorien: ☐ 1 ☒ 2 ☐ 3 ☐ 4 ☐ 5

Histologischer Befund: Solitärzyste

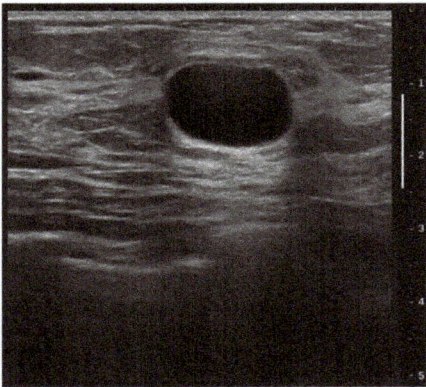
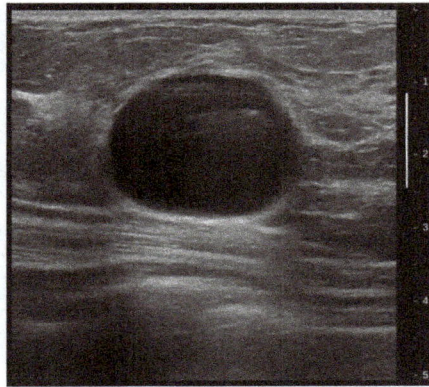
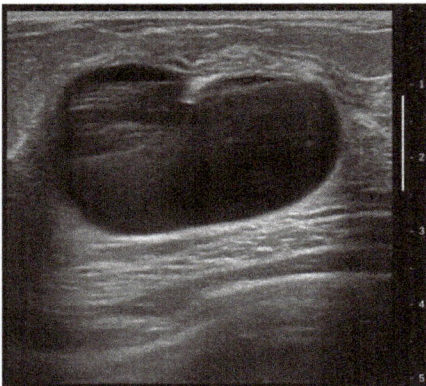

6.2.19.6 Zyste – Fall 6

Form	Achse	Rand	Echogenität
☒ oval	☒ parallel	☒ umschrieben	☒ echofrei
☐ rund	☐ nicht	☐ nicht umschrieben	☐ echoreich
☐ irregulär	parallel	_____	☐ komplex zystisch und solide
		☐ unscharf	☐ echoarm
		☐ anguliert	☐ echogleich
		☐ mikrolobuliert	☐ heterogen
		☐ spikuliert	

Schallfortleitung	Kalzifikation		Assoziierte Zeichen oder Zusatzkriterium
☐ keine	☐ im Herdbefund		☐ Architekturstörung
☒ Verstärkung	☐ außerhalb des		☐ präoperativ
☐ Schatten	Herdbefundes		☐ postoperativ
☐ gemischt	☐ intraduktal		☐ Spezialfall

Kategorien: ☐ 1 ☒ 2 ☐ 3 ☐ 4 ☐ 5

Histologischer Befund: Milchgangszyste mit spärlichem älteren Blut

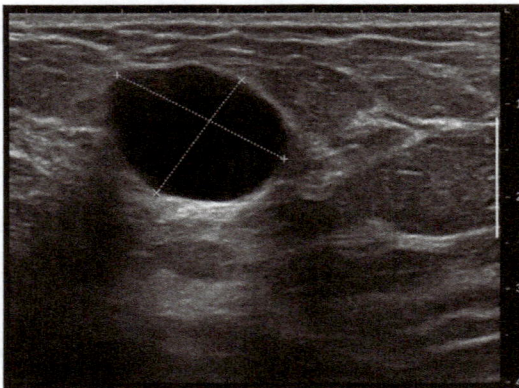

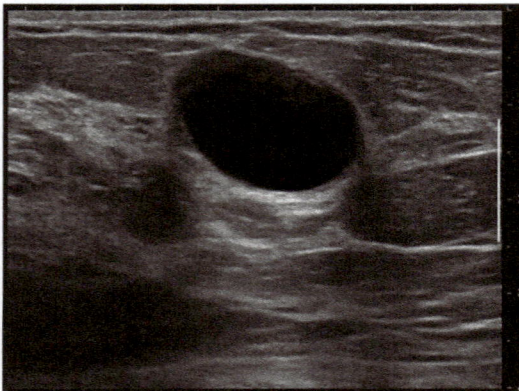

6.2.20 Komplizierte Zyste

6.2.20.1 Komplizierte Zyste – Fall 1

Form		Achse		Rand		Echogenität	
☒	oval	☒	parallel	☒	umschrieben	☐	echofrei
☐	rund	☐	nicht	☐	nicht umschrieben	☐	echoreich
☐	irregulär		parallel		_____	☒	komplex zystisch und solide
				☐	unscharf	☐	echoarm
				☐	anguliert	☐	echogleich
				☐	mikrolobuliert	☐	heterogen
				☐	spikuliert		

Schallfortleitung		Kalzifikation		Assoziierte Zeichen oder Zusatzkriterium	
☐	keine	☐	im Herdbefund	☐	Architekturstörung
☒	Verstärkung	☐	außerhalb des	☐	präoperativ
☐	Schatten		Herdbefundes	☐	postoperativ
☐	gemischt	☐	intraduktal	☒	Spezialfall
				☒	Komplizierte Zyste

Kategorien: ☐ 1 ☐ 2 ☒ 3 ☐ 4 ☐ 5

Histologischer Befund: eingeblutete Milchgangszyste mit resorptiver Entzündung

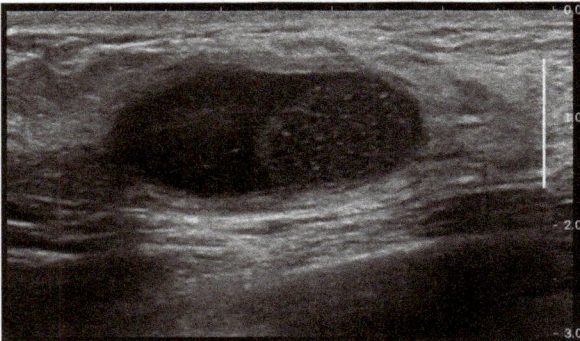

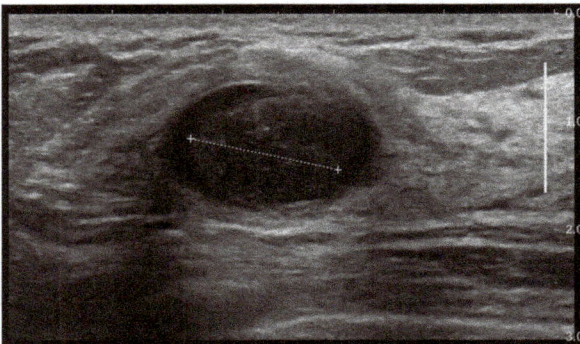

6.2.20.2 Komplizierte Zyste – Fall 2

Form		Achse		Rand		Echogenität	
☒	oval	☒	parallel	☒	umschrieben	☐	echofrei
☐	rund	☐	nicht	☐	nicht umschrieben	☐	echoreich
☐	irregulär		parallel		———————————	☒	komplex zystisch und solide
				☐	unscharf	☐	echoarm
				☐	anguliert	☐	echogleich
				☐	mikrolobuliert	☐	heterogen
				☐	spikuliert		

Schallfortleitung		Kalzifikation		Assoziierte Zeichen oder Zusatzkriterium	
☐	keine	☐	im Herdbefund	☐	Architekturstörung
☒	Verstärkung	☐	außerhalb des	☐	präoperativ
☐	Schatten		Herdbefundes	☐	postoperativ
☐	gemischt	☐	intraduktal	☒	Spezialfall
				☒	Komplizierte Zyste

Kategorien: ☐ 1 ☐ 2 ☒ 3 ☐ 4 ☐ 5

Histologischer Befund: eingeblutete Zyste

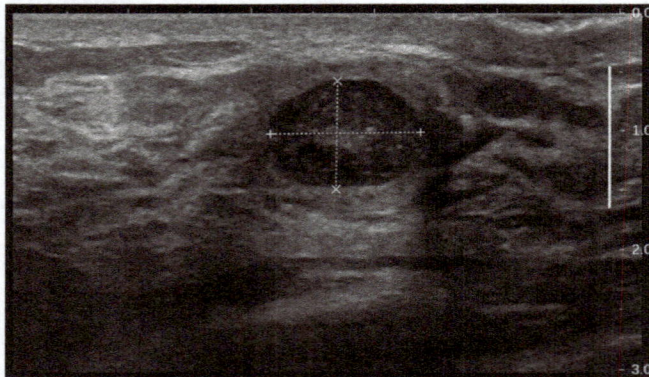

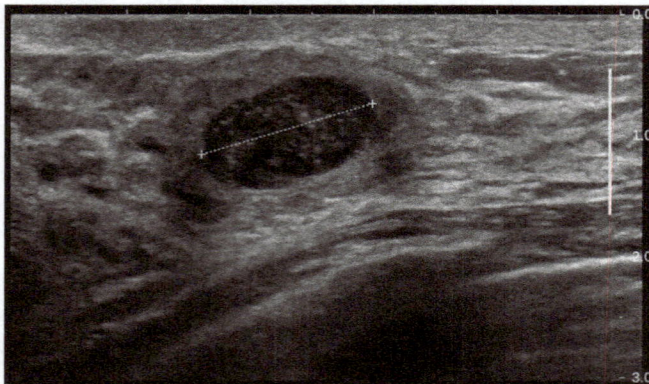

6.2.20.3 Komplizierte Zyste – Fall 3

Form		Achse		Rand			Echogenität	
☐	oval	☐	parallel	☒	umschrieben		☐	echofrei
☐	rund	☒	nicht	☐	nicht umschrieben		☐	echoreich
☒	irregulär		parallel				☒	komplex zystisch und solide
					─────────			
				☐	unscharf		☐	echoarm
				☐	anguliert		☐	echogleich
				☐	mikrolobuliert		☐	heterogen
				☐	spikuliert			

Schallfortleitung		Kalzifikation		Assoziierte Zeichen oder Zusatzkriterium	
☐	keine	☐	im Herdbefund	☐	Architekturstörung
☐	Verstärkung	☐	außerhalb des	☐	präoperativ
☐	Schatten		Herdbefundes	☐	postoperativ
☒	gemischt	☐	intraduktal	☒	Spezialfall
				☒	Komplizierte Zyste

Kategorien: ☐ 1 ☐ 2 ☒ 3 ☐ 4 ☐ 5

Histologischer Befund: komplizierte Zyste

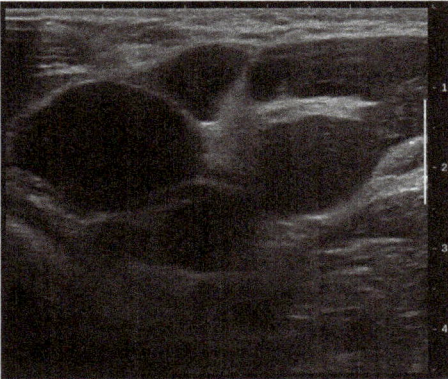

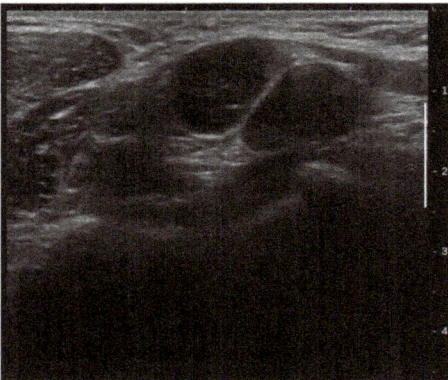

6.2.21 Komplexe zystische und solide Läsion

Form	Achse	Rand		Echogenität
☒ oval	☒ parallel	☒ glatt		☐ echofrei
☐ rund	☐ nicht	☐ nicht glatt		☐ echoreich
☐ irregulär	parallel	———————————		☒ komplex zystisch und solide
		☐	unscharf	☐ echoarm
		☐	anguliert	☐ echogleich
		☐	mikrolobuliert	☐ heterogen
		☐	spikuliert	

Schallfortleitung	Kalzifikation		Assoziierte Zeichen oder Zusatzkriterium
☐ keine	☐	im Herdbefund	☐ Architekturstörung
☐ Verstärkung	☐	außerhalb des	☒ präoperativ
☐ Schatten		Herdbefundes	☐ postoperativ
☒ gemischt	☐	intraduktal	☐ Spezialfall

Kategorien: ☐ 1 ☐ 2 ☒ 3 ☐ 4 ☐ 5

Histologischer Befund: keiner

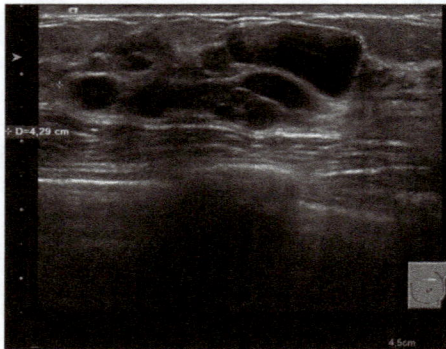

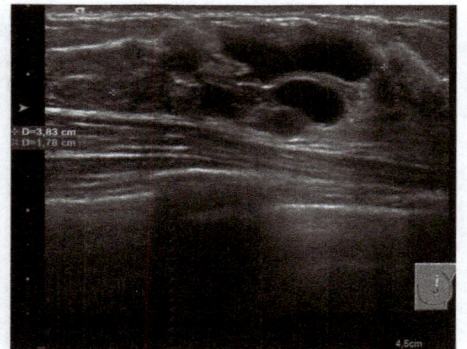

6.2.22 Epidermiszyste

Form		Achse		Rand			Echogenität	
☒	oval	☒	parallel	☒	umschrieben		☐	echofrei
☐	rund	☐	nicht		nicht umschrieben		☐	echoreich
☐	irregulär		parallel	☐	_____		☐	komplex zystisch und solide
				☐	unscharf		☒	echoarm
				☐	anguliert		☐	echogleich
				☐	mikrolobuliert		☐	heterogen
				☐	spikuliert			

Schallfortleitung		Kalzifikation		Assoziierte Zeichen oder Zusatzkriterium	
☐	keine	☐	im Herdbefund	☐	Architekturstörung
☒	Verstärkung	☐	außerhalb des	☒	präoperativ
☐	Schatten		Herdbefundes	☐	postoperativ
☐	gemischt	☐	intraduktal	☒	Spezialfall
				☒	Hautveränderung
				☒ Verdickung	
				☐ Einziehung	
				☒	Herd in der Haut

Kategorien: ☐ 1 ☐ 2 ☒ 3 ☐ 4 ☐ 5

Histologischer Befund: Epidermiszyste (1,6 cm)

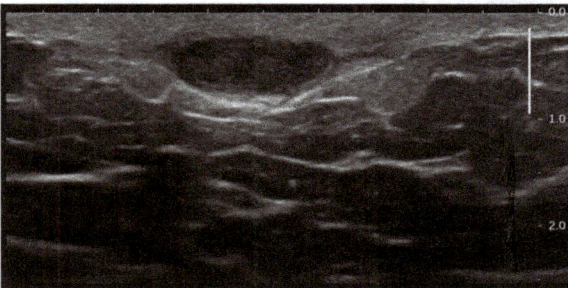

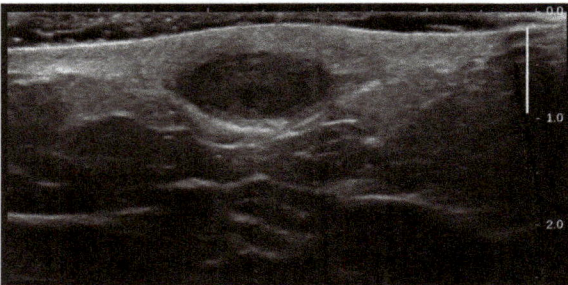

6.2.23 Atherom

6.2.23.1 Atherom – Fall 1: Axilla

Form	Achse	Rand	Echogenität
☐ oval	☒ parallel	☒ umschrieben	☒ echofrei
☒ rund	☐ nicht	☐ nicht umschrieben	☐ echoreich
☐ irregulär	parallel	_____	☐ komplex zystisch und solide
		☐ unscharf	☐ echoarm
		☐ anguliert	☐ echogleich
		☐ mikrolobuliert	☐ heterogen
		☐ spikuliert	

Schallfortleitung	Kalzifikation		Assoziierte Zeichen oder Zusatzkriterium
☒ keine	☐ im Herdbefund		☐ Architekturstörung
☐ Verstärkung	☐ außerhalb des		☒ präoperativ
☐ Schatten	Herdbefundes		☐ postoperativ
☐ gemischt	☐ intraduktal		☒ Spezialfall
			☒ Herd in der Haut

Kategorien: ☐ 1 ☒ 2 ☐ 3 ☐ 4 ☐ 5

Histologischer Befund: plattenepitheliale Zyste (Atherom) (0,6 cm)

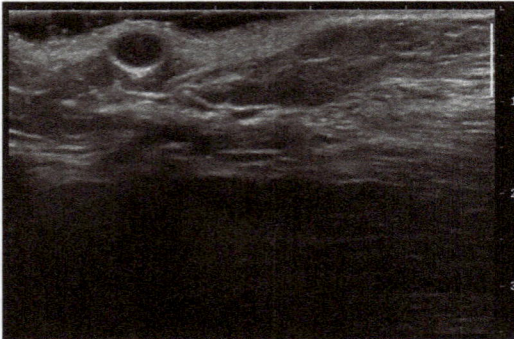

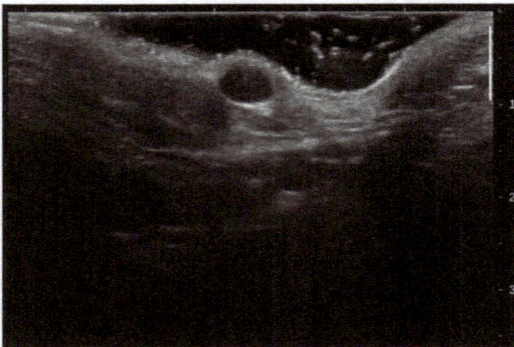

6.2.23.2 Atherom – Fall 2: Mamma, parasternal

Form		Achse		Rand			Echogenität	
☒	oval	☒	parallel	☒	umschrieben		☐	echofrei
☐	rund	☐	nicht	☐	nicht umschrieben		☐	echoreich
☐	irregulär		parallel		_____		☐	komplex zystisch und solide
					☐	unscharf	☐	echoarm
					☐	anguliert	☐	echogleich
					☐	mikrolobuliert	☒	heterogen
					☐	spikuliert		

Schallfortleitung		Kalzifikation		Assoziierte Zeichen oder Zusatzkriterium	
☐	keine	☐	im Herdbefund	☐	Architekturstörung
☒	Verstärkung	☐	außerhalb des	☒	präoperativ
☐	Schatten		Herdbefundes	☐	postoperativ
☐	gemischt	☐	intraduktal	☒	Spezialfall
				☒	Herd in der Haut

Kategorien: ☐ 1 ☒ 2 ☐ 3 ☐ 4 ☐ 5

Histologischer Befund: Atherom (1,8 cm)

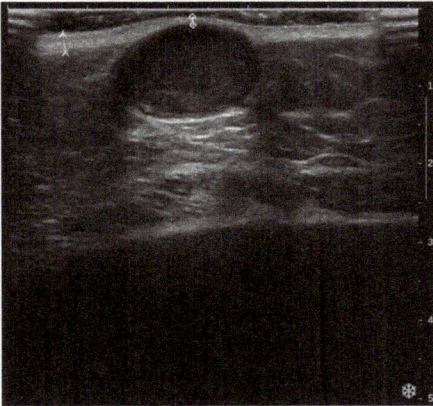

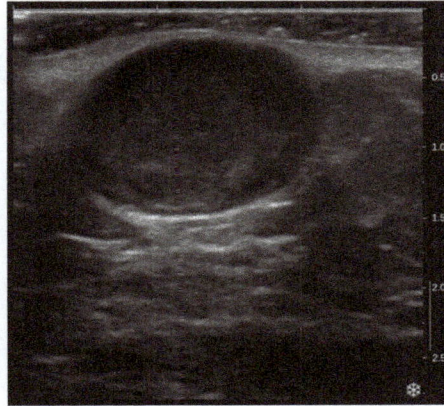

6.2.24 Silikonom

6.2.24.1 Silikonom – Mamma: Fall 1

Form	Achse	Rand		Echogenität
☐ oval	☒ parallel	☒ umschrieben		☐ echofrei
☒ rund	☐ nicht	☐ nicht umschrieben		☐ echoreich
☐ irregulär	parallel			☒ komplex zystisch und solide
		☐	unscharf	☐ echoarm
		☐	anguliert	☐ echogleich
		☐	mikrolobuliert	☐ heterogen
		☐	spikuliert	

Schallfortleitung	Kalzifikation		Assoziierte Zeichen oder Zusatzkriterium
☒ keine	☐ im Herdbefund		☐ Architekturstörung
☐ Verstärkung	☐ außerhalb des		☐ präoperativ
☐ Schatten	Herdbefundes		☒ postoperativ
☐ gemischt	☐ intraduktal		☒ Spezialfall
			☒ Fremdkörper inklusive Implantat

Kategorien: ☐ 1 ☐ 2 ☒ 3 ☐ 4 ☐ 5

Histologischer Befund: Silikonom (1,0 cm)

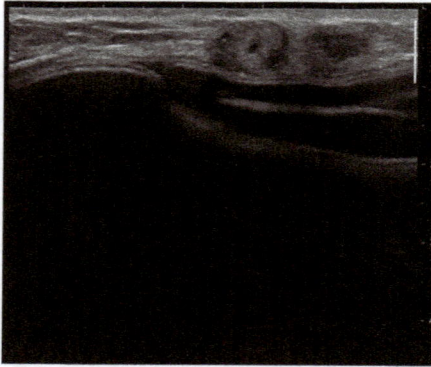

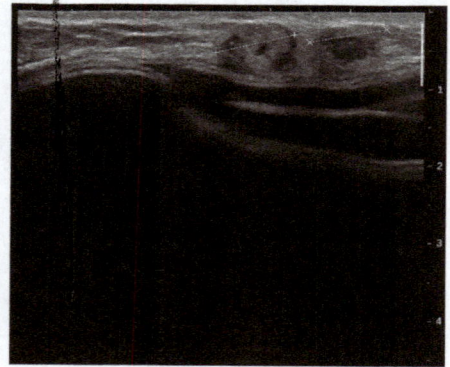

6.2.24.2 Silikonom – Mamma: Fall 2

Form	Achse	Rand		Echogenität
☒ oval	☒ parallel	☒ umschrieben		☐ echofrei
☐ rund	☐ nicht	☐ nicht umschrieben		☐ echoreich
☐ irregulär	parallel	————————————		☒ komplex zystisch und solide
			☐ unscharf	☐ echoarm
			☐ anguliert	☐ echogleich
			☐ mikrolobuliert	☐ heterogen
			☐ spikuliert	

Schallfortleitung	Kalzifikation		Assoziierte Zeichen oder Zusatzkriterium
☒ keine	☐ im Herdbefund		☐ Architekturstörung
☐ Verstärkung	☐ außerhalb des		☐ präoperativ
☐ Schatten	Herdbefundes		☒ postoperativ
☐ gemischt	☐ intraduktal		☒ Spezialfall
			☒ Fremdkörper inklusive Implantat

Kategorien: ☐ 1 ☐ 2 ☒ 3 ☐ 4 ☐ 5

Histologischer Befund: Silikonom (1,3 cm)

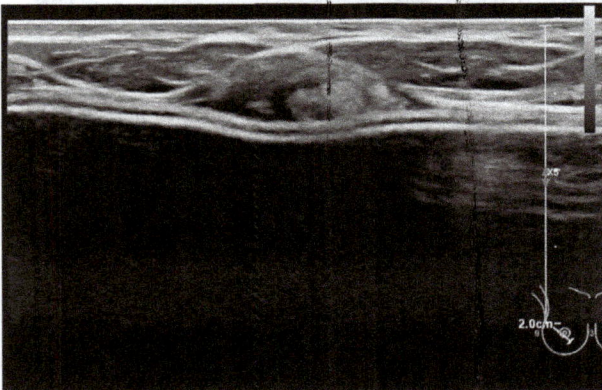

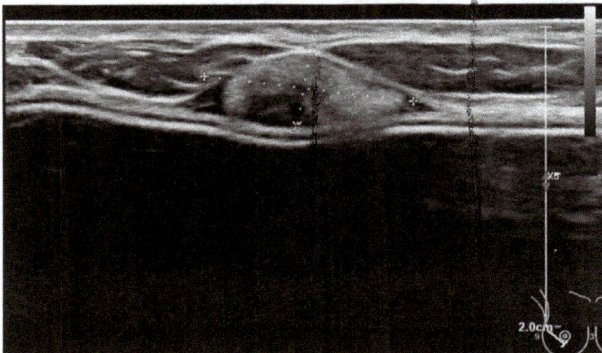

6.2.24.3 Silikonom – Axilla: Fall 1

Form		Rindenverdickung		Rand		
☐ oval	☒	Uniform, konzentriert	☒	Umschrieben	☒	Markkomprssion oder
☒ rund	☐	nicht parallel	☐	Nicht umschrieben		Markverschiebung
☐ irregulär					☒	Spezialfall

Histologischer Befund: Silikonom (0,7 cm)

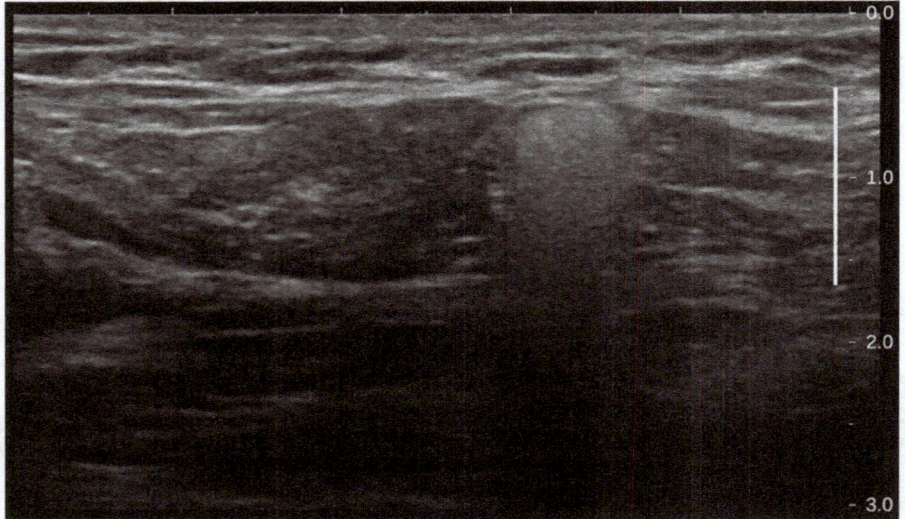

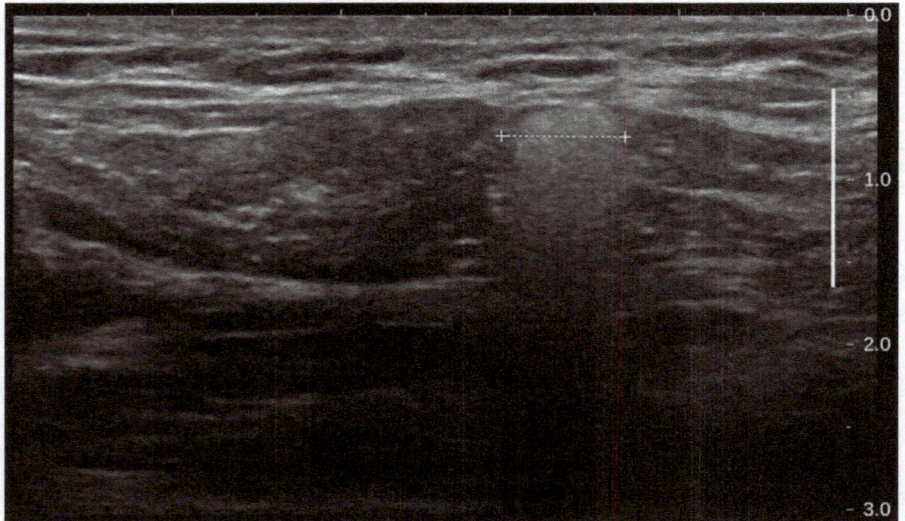

6.2.24.4 Silikonom – Axilla: Fall 2

Form		Rindenverdickung		Rand		
☒	oval	☐	Uniform, konzentriert	☒	Umschrieben	☒	Markkomprssion oder
☐	rund	☒	nicht parallel	☐	Nicht umschrieben		Markverschiebung
☐	irregulär					☒	Spezialfall

Histologischer Befund: Silikonom (2,0 cm)

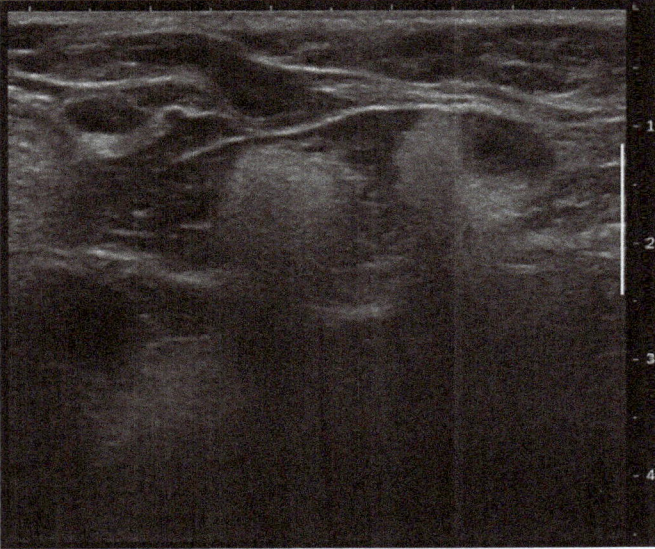

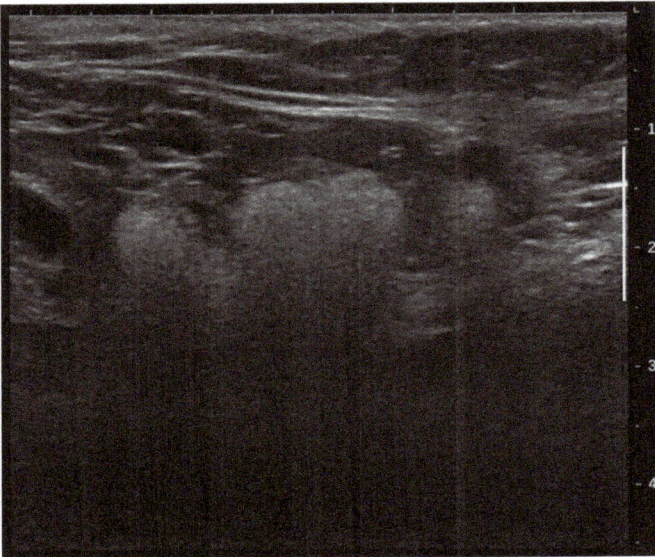

6.2.24.5 Silikonom – Axilla: Fall 3

Form	Rindenverdickung	Rand	
☒ oval	☐ Uniform, konzentriert	☒ Umschrieben	☐ Markkomprssion oder
☐ rund	☒ nicht parallel	☐ Nicht umschrieben	Markverschiebung
☐ irregulär		☒ Spezialfall	

Histologischer Befund: Silikonom (3,3 cm)

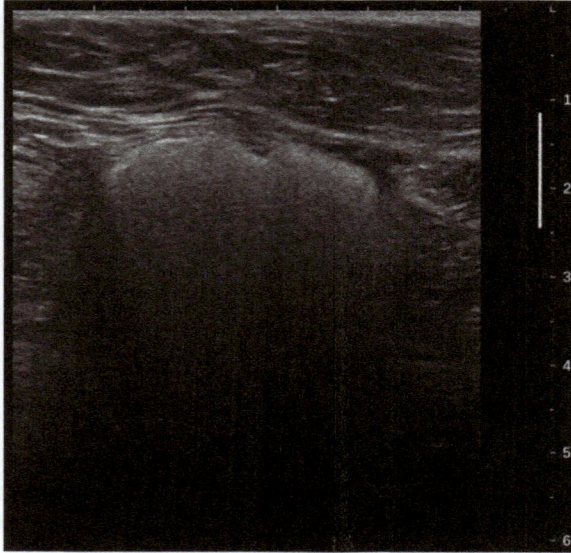

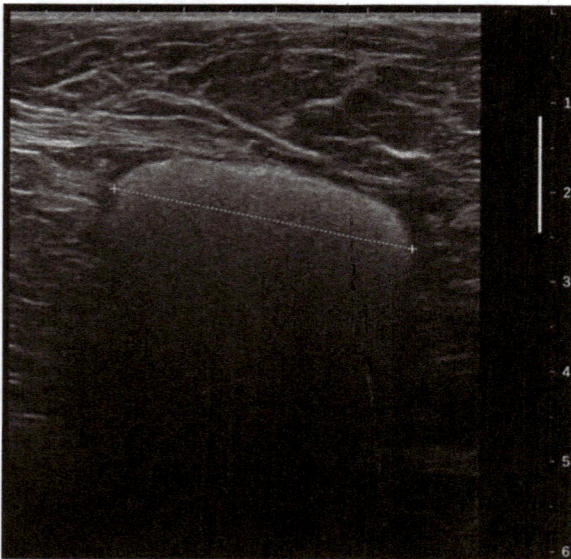

6.2.25 Axillärer benigner Lymphknoten

6.2.25.1 Axillärer benigner Lymphknoten – Fall 1

Form		Rindenverdickung		Rand		
☒	oval	☒	Uniform, konzentriert	☒	Umschrieben	☐ Markkomprssion oder
☐	rund	☐	nicht parallel	☐	Nicht umschrieben	Markverschiebung
☐	irregulär			☒	Spezialfall	

Histologischer Befund: Lymphknoten mit einer Verbreiterung der Parakortikalzone, parakortikale Lymphknotenhyperplasie (3,2 cm)

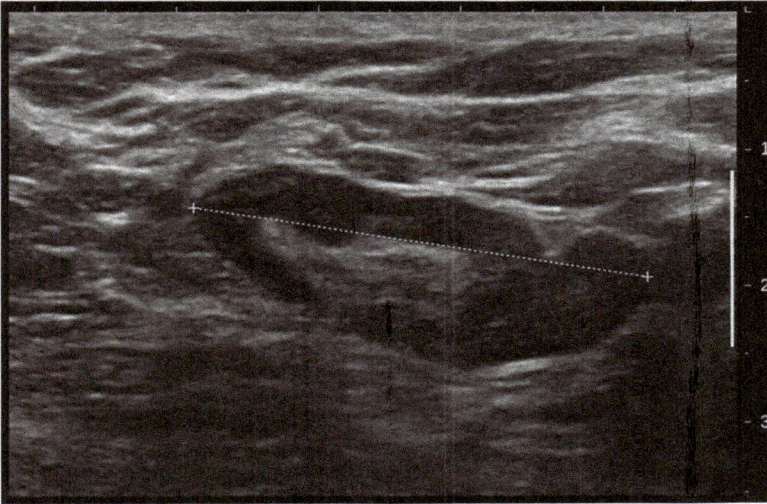

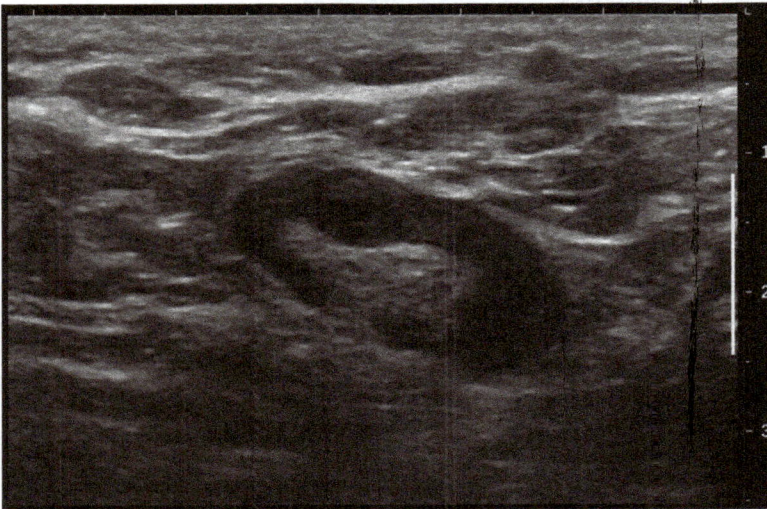

6.2.25.2 Axillärer benigner Lymphknoten – Fall 2

Form		Rindenverdickung		Rand		
⊠ oval	⊠	Uniform, konzentriert	⊠	Umschrieben	⊠	Markkomprssion oder
☐ rund	☐	nicht parallel	☐	Nicht umschrieben		Markverschiebung
☐ irregulär					⊠	Spezialfall

Histologischer Befund: parakortikale Hyperplasie eines axillären Lymphknotens (1,9 cm)

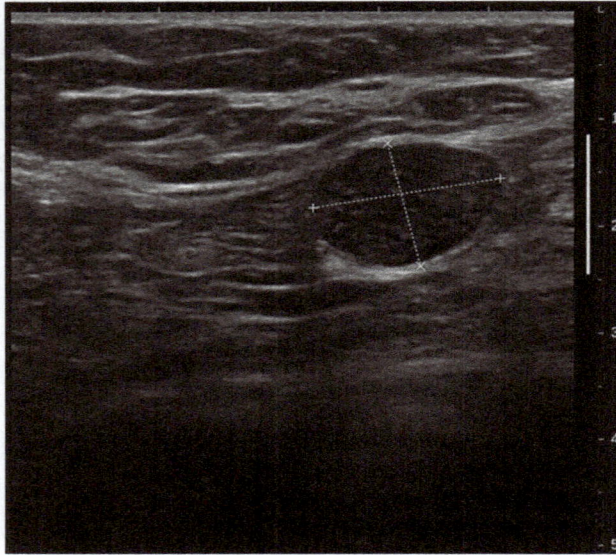

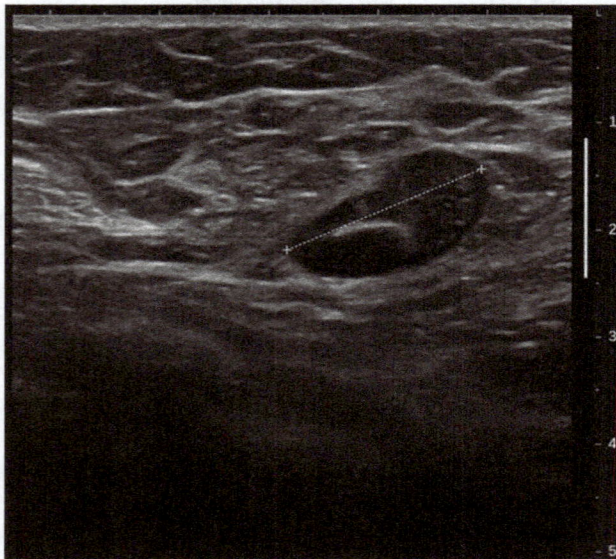

6.2.25.3 Axillärer benigner Lymphknoten – Fall 3

Form		Rindenverdickung		Rand		
☒	oval	☒	Uniform, konzentriert	☒	Umschrieben	☐ Markkomprssion oder
☐	rund	☐	nicht parallel	☐	Nicht umschrieben	Markverschiebung
☐	irregulär			☒	Spezialfall	

Histologischer Befund: Lymphknoten reaktiv (1,5 cm)

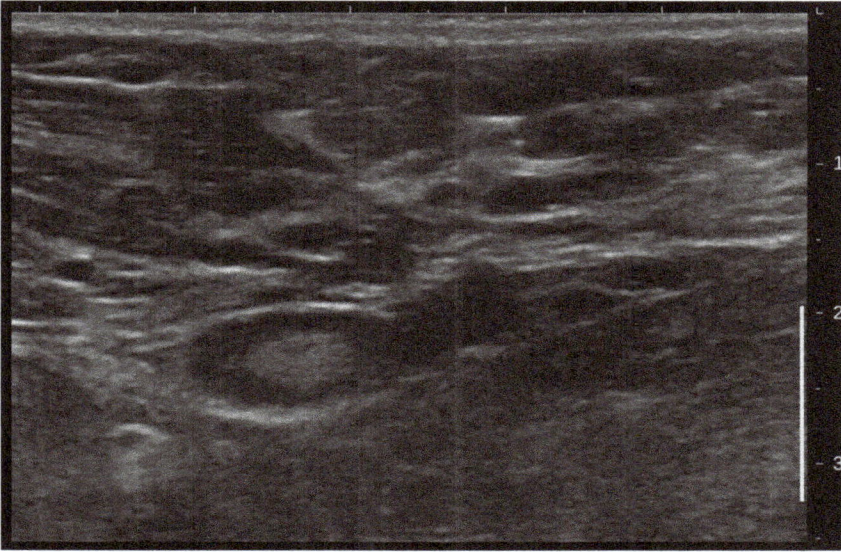

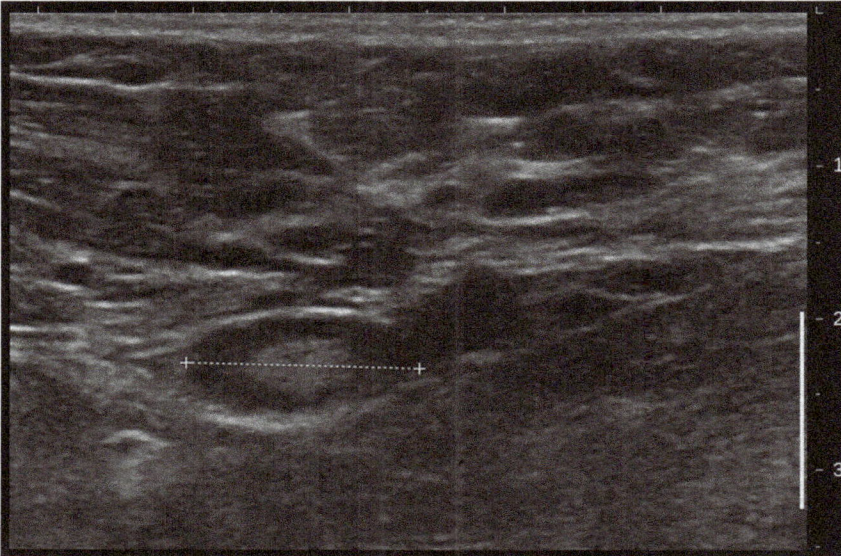

6.2.25.4 Axillärer benigner Lymphknoten – Fall 4

Form	Rindenverdickung	Rand	
☒ oval	☒ Uniform, konzentriert	☒ Umschrieben	☐ Markkomprssion oder
☐ rund	☐ nicht parallel	☐ Nicht umschrieben	Markverschiebung
☐ irregulär			☒ Spezialfall

Histologischer Befund: Lymphknoten reaktiv (1,8 cm)

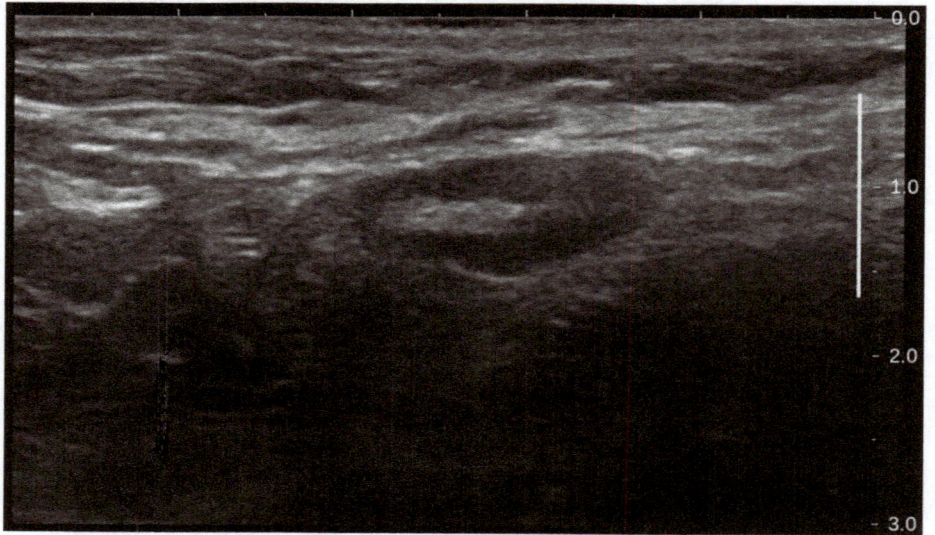

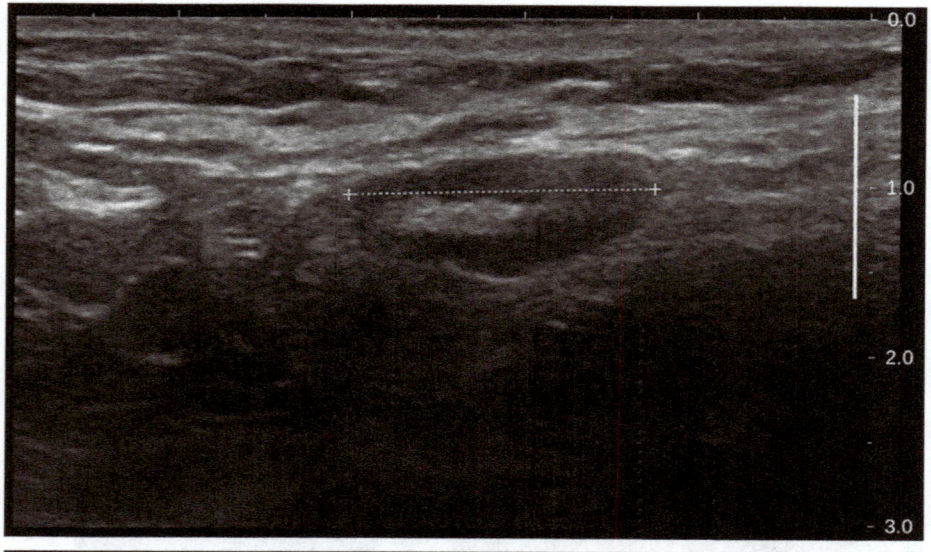

6.2.25.5 Axillärer benigner Lymphknoten – Fall 5

Form		Rindenverdickung		Rand		
☒	oval	☒	Uniform, konzentriert	☒	Umschrieben	☐ Markkomprssion oder
☐	rund	☐	nicht parallel	☐	Nicht umschrieben	Markverschiebung
☐	irregulär			☒	Spezialfall	

Histologischer Befund: Lymphknoten reaktiv (1,1 cm)

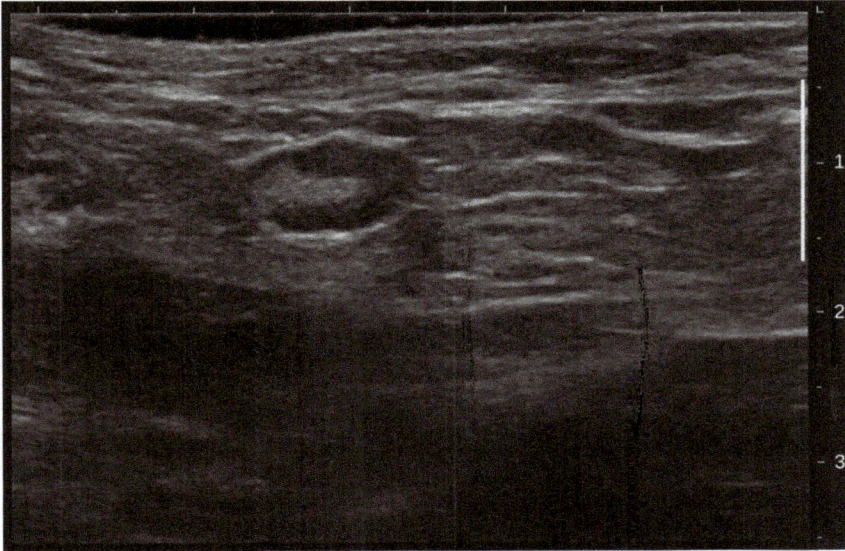

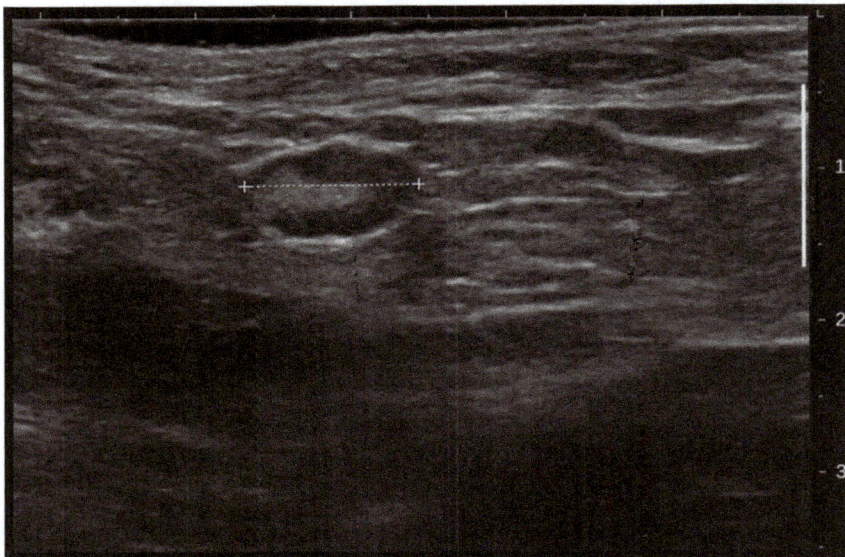

6.2.25.6 Axillärer benigner Lymphknoten – Fall 6

Form		Rindenverdickung		Rand		
☒	oval	☒	Uniform, konzentriert	☒	Umschrieben	☐ Markkomprssion oder
☐	rund	☐	nicht parallel	☐	Nicht umschrieben	Markverschiebung
☐	irregulär					☒ Spezialfall

Histologischer Befund: Lymphknoten reaktiv (1,4 cm)

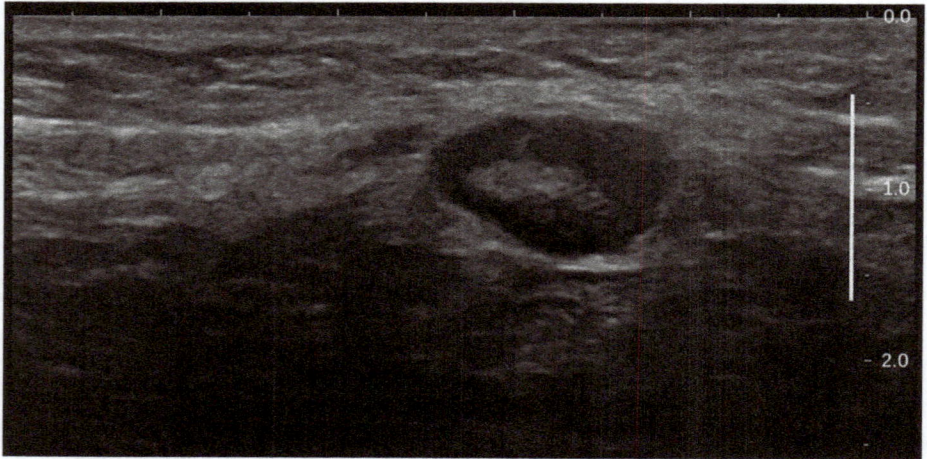

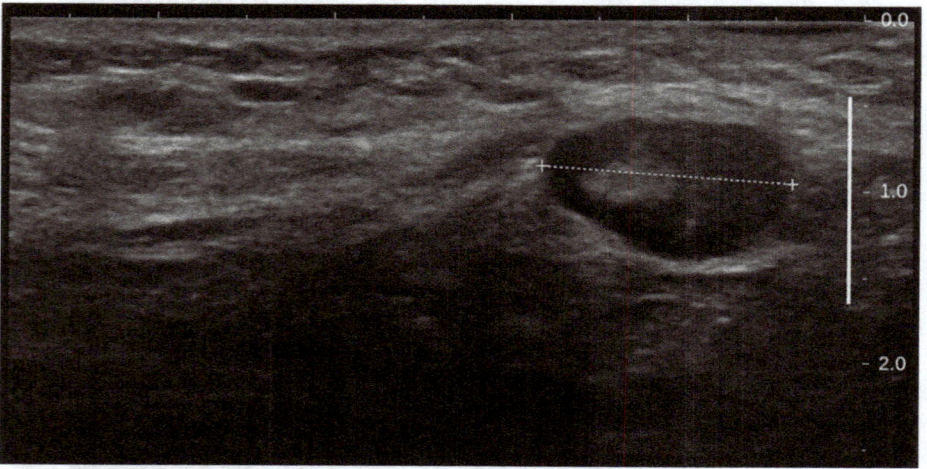

6.2.25.7 Axillärer benigner Lymphknoten – Fall 7

Form		Rindenverdickung		Rand		
☒	oval	☒	Uniform, konzentriert	☒	Umschrieben	☐ Markkomprssion oder
☐	rund	☐	nicht parallel	☐	Nicht umschrieben	Markverschiebung
☐	irregulär			☒	Spezialfall	

Histologischer Befund: Lymphknoten reaktiv (2,0 cm)

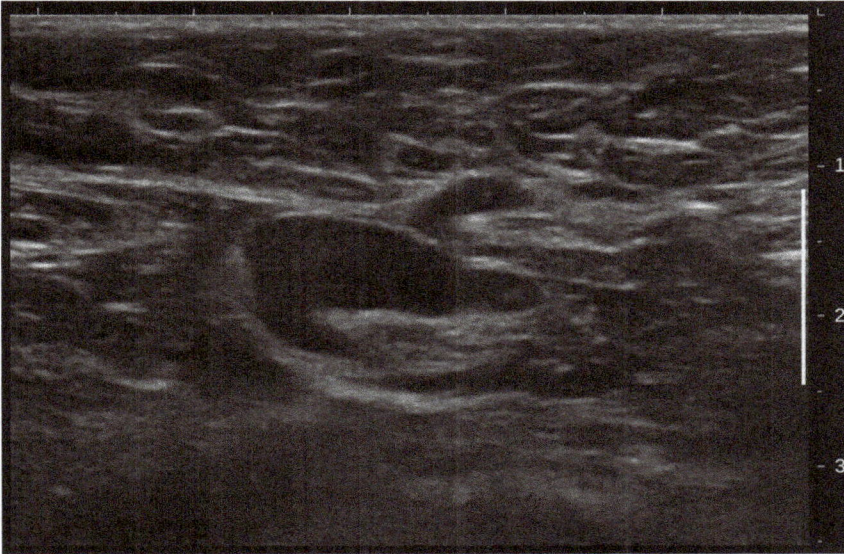

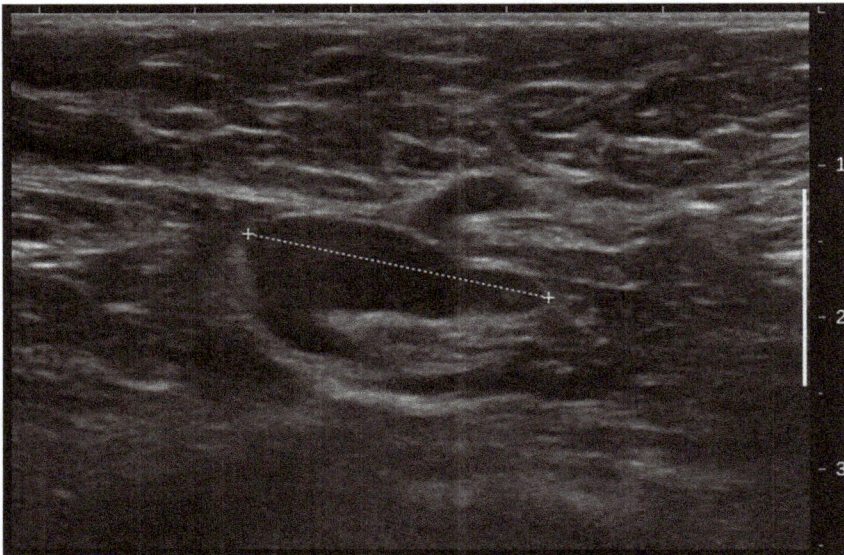

6.2.26 Narbe

6.2.26.1 Narbe – Fall 1

Form	Achse	Rand	Echogenität
☐ oval	☐ parallel	☐ umschrieben	☐ echofrei
☐ rund	☒ nicht	☒ nicht umschrieben	☐ echoreich
☒ irregulär	parallel		☐ komplex zystisch und solide
		☒ unscharf	☒ echoarm
		☐ anguliert	☐ echogleich
		☐ mikrolobuliert	☐ heterogen
		☐ spikuliert	

Schallfortleitung	Kalzifikation	Assoziierte Zeichen oder Zusatzkriterium
☐ keine	☐ im Herdbefund	☒ Architekturstörung
☐ Verstärkung	☐ außerhalb des	☐ präoperativ
☒ Schatten	Herdbefundes	☒ postoperativ
☐ gemischt	☐ intraduktal	☒ Spezialfall

Kategorien: ☐ 1 ☐ 2 ☒ 3 ☐ 4 ☐ 5

Histologischer Befund: Narbe

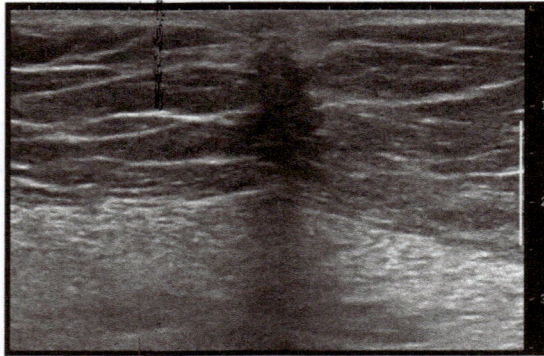

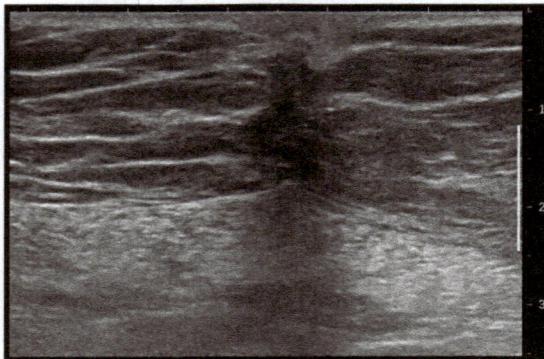

6.2.26.2 Narbe – Fall 2

Form	Achse	Rand		Echogenität
☐ oval	☐ parallel	☐ umschrieben		☐ echofrei
☐ rund	☒ nicht	☒ nicht umschrieben		☐ echoreich
☒ irregulär	parallel	————————		☐ komplex zystisch und solide
		☒ unscharf		☒ echoarm
		☐ anguliert		☐ echogleich
		☐ mikrolobuliert		☐ heterogen
		☐ spikuliert		

Schallfortleitung	Kalzifikation		Assoziierte Zeichen oder Zusatzkriterium
☐ keine	☐ im Herdbefund		☒ Architekturstörung
☐ Verstärkung	☐ außerhalb des		☐ präoperativ
☒ Schatten	Herdbefundes		☒ postoperativ
☐ gemischt	☐ intraduktal		☒ Spezialfall

Kategorien: ☐ 1 ☐ 2 ☒ 3 ☐ 4 ☐ 5

Histologischer Befund: Narbe

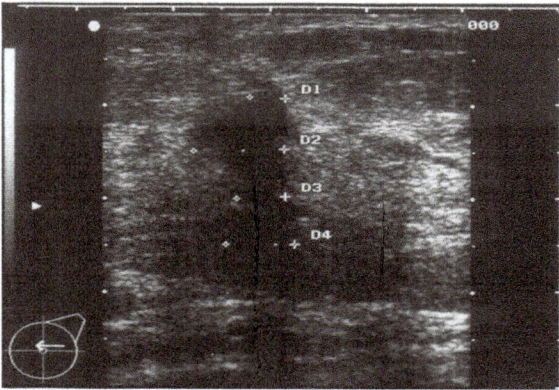

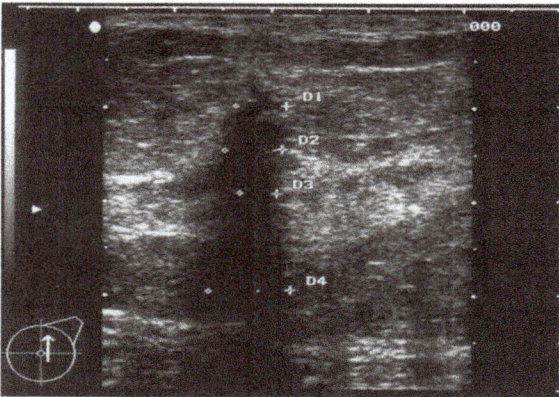

6.2.27 Fettgewebsnekrose

Form	Achse	Rand	Echogenität
☐ oval	☒ parallel	☐ umschrieben	☐ echofrei
☐ rund	☐ nicht	☒ nicht umschrieben	☐ echoreich
☒ irregulär	parallel	————————	☐ komplex zystisch und solide
		☒ unscharf	☐ echoarm
		☐ anguliert	☐ echogleich
		☐ mikrolobuliert	☒ heterogen
		☐ spikuliert	

Schallfortleitung	Kalzifikation	Assoziierte Zeichen oder Zusatzkriterium
☐ keine	☐ im Herdbefund	☒ Architekturstörung
☐ Verstärkung	☐ außerhalb des	☐ präoperativ
☒ Schatten	Herdbefundes	☒ postoperativ
☐ gemischt	☐ intraduktal	☒ Spezialfall

Kategorien: ☐ 1 ☐ 2 ☒ 3 ☐ 4 ☐ 5

Histologischer Befund: Fettgewebsnekrose

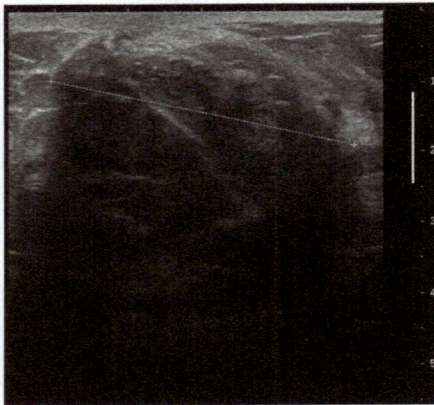

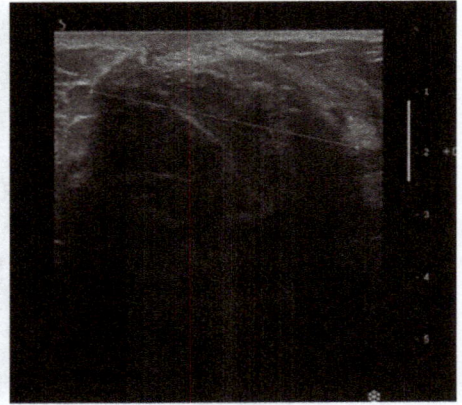

6.2.28 Ölzyste

6.2.28.1 Ölzyste – Fall 1

Form		Achse		Rand		Echogenität	
☐	oval	☐	parallel	☐	umschrieben	☐	echofrei
☐	rund	☒	nicht	☒	nicht umschrieben	☐	echoreich
☒	irregulär		parallel		_____	☒	komplex zystisch und solide
				☐	unscharf	☐	echoarm
				☒	anguliert	☐	echogleich
				☐	mikrolobuliert	☐	heterogen
				☐	spikuliert		

Schallfortleitung		Kalzifikation		Assoziierte Zeichen oder Zusatzkriterium	
☒	keine	☐	im Herdbefund	☒	Architekturstörung
☐	Verstärkung	☐	außerhalb des	☐	präoperativ
☐	Schatten		Herdbefundes	☒	postoperativ
☐	gemischt	☐	intraduktal	☒	Spezialfall

Kategorien: ☐ 1 ☒ 2 ☐ 3 ☐ 4 ☐ 5

Histologischer Befund: Ölzyste (2,6 cm)

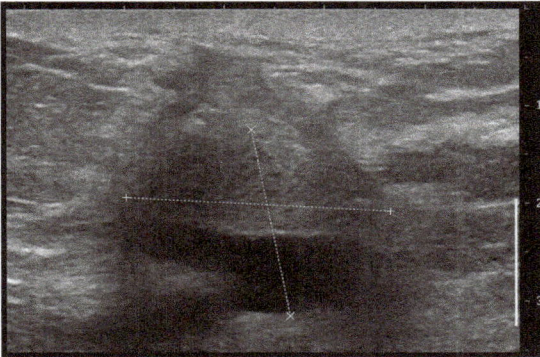

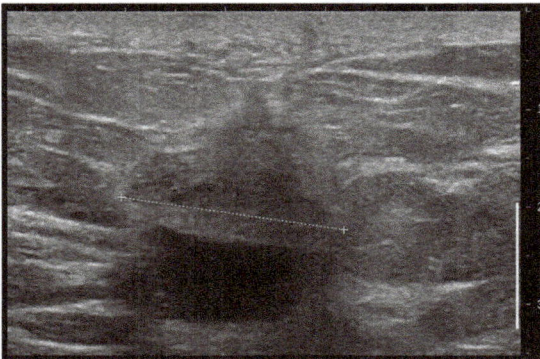

6.2.28.2 Ölzyste – Fall 2

Form	Achse	Rand	Echogenität
☐ oval	☐ parallel	☒ umschrieben	☐ echofrei
☒ rund	☒ nicht	☐ nicht umschrieben	☐ echoreich
☐ irregulär	parallel	——————————	☐ komplex zystisch und solide
		☐ unscharf	☐ echoarm
		☐ anguliert	☐ echogleich
		☐ mikrolobuliert	☒ heterogen
		☐ spikuliert	

Schallfortleitung	Kalzifikation		Assoziierte Zeichen oder Zusatzkriterium
☐ keine	☐ im Herdbefund		☒ Architekturstörung
☐ Verstärkung	☐ außerhalb des		☐ präoperativ
☒ Schatten	Herdbefundes		☒ postoperativ
☐ gemischt	☐ intraduktal		☒ Spezialfall

Kategorien: ☐ 1 ☒ 2 ☐ 3 ☐ 4 ☐ 5

Histologischer Befund: Ölzyste, 2,1 cm

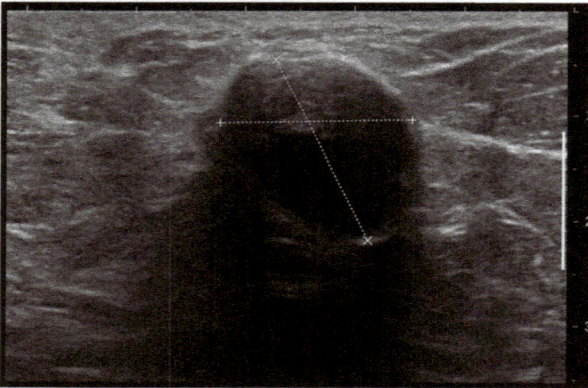

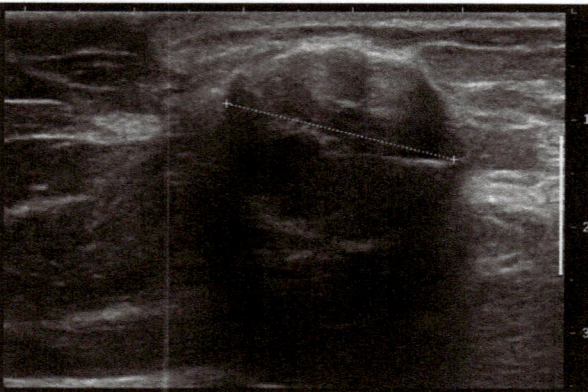

6.2.28.3 Ölzyste – Fall 3

Form	Achse	Rand		Echogenität
☒ oval	☒ parallel	☒ umschrieben		☐ echofrei
☐ rund	☐ nicht	☐ nicht umschrieben		☐ echoreich
☐ irregulär	parallel	———————		☒ komplex zystisch und solide
		☐	unscharf	☐ echoarm
		☐	anguliert	☐ echogleich
		☐	mikrolobuliert	☐ heterogen
		☐	spikuliert	

Schallfortleitung	Kalzifikation		Assoziierte Zeichen oder Zusatzkriterium
☐ keine	☐	im Herdbefund	☒ Architekturstörung
☐ Verstärkung	☐	außerhalb des	☐ präoperativ
☐ Schatten		Herdbefundes	☒ postoperativ
☒ gemischt	☐	intraduktal	☒ Spezialfall

Kategorien: ☐ 1 ☐ 2 ☒ 3 ☐ 4 ☐ 5

Histologischer Befund: Ölzyste (1,9 cm)

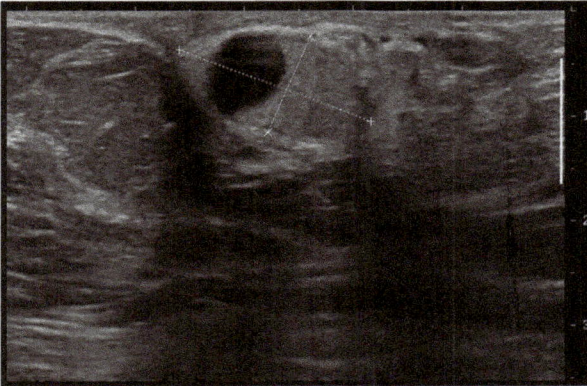

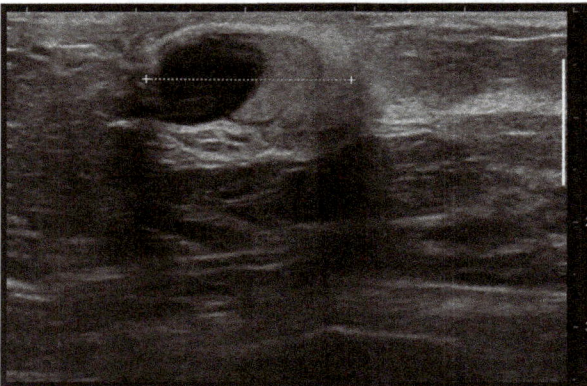

6.2.28.4 Ölzyste – Fall 4

Form	Achse	Rand	Echogenität
☐ oval	☐ parallel	☐ umschrieben	☐ echofrei
☐ rund	☒ nicht	☒ nicht umschrieben	☐ echoreich
☒ irregulär	parallel	_____	☒ komplex zystisch und solide
		☒ unscharf	☐ echoarm
		☐ anguliert	☐ echogleich
		☐ mikrolobuliert	☐ heterogen
		☐ spikuliert	

Schallfortleitung	Kalzifikation	Assoziierte Zeichen oder Zusatzkriterium	
☐ keine	☐ im Herdbefund	☒ Architekturstörung	
☐ Verstärkung	☐ außerhalb des	☐ präoperativ	
☒ Schatten	Herdbefundes	☒ postoperativ	
☐ gemischt	☐ intraduktal	☒ Spezialfall	

Kategorien: ☐ 1 ☒ 2 ☐ 3 ☐ 4 ☐ 5

Histologischer Befund: Ölzyste (1,6 cm)

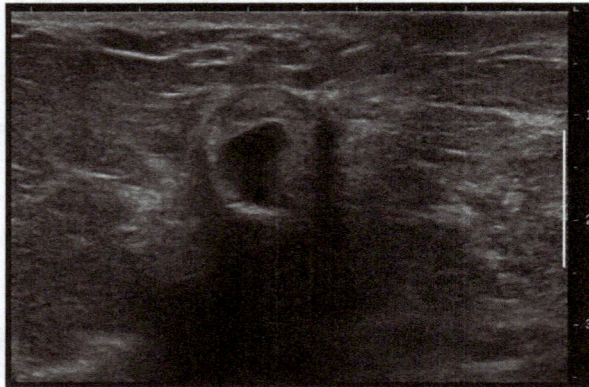

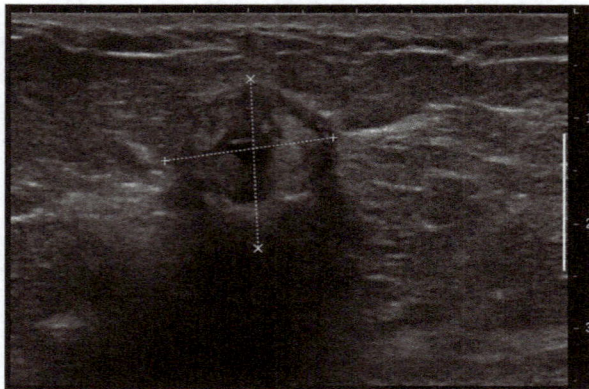

6.2.28.5 Ölzyste – Fall 5

Form	Achse	Rand		Echogenität
☐ oval	☐ parallel	☒ umschrieben		☐ echofrei
☒ rund	☒ nicht	☐ nicht umschrieben		☐ echoreich
☐ irregulär	parallel	_____		☒ komplex zystisch und solide
			☐ unscharf	☐ echoarm
			☐ anguliert	☐ echogleich
			☐ mikrolobuliert	☐ heterogen
			☐ spikuliert	

Schallfortleitung	Kalzifikation		Assoziierte Zeichen oder Zusatzkriterium
☐ keine	☐ im Herdbefund		☒ Architekturstörung
☐ Verstärkung	☐ außerhalb des		☐ präoperativ
☐ Schatten	Herdbefundes		☒ postoperativ
☒ gemischt	☐ intraduktal		☒ Spezialfall

Kategorien: ☐ 1 ☒ 2 ☐ 3 ☐ 4 ☐ 5

Histologischer Befund: Ölzyste (1,3 cm)

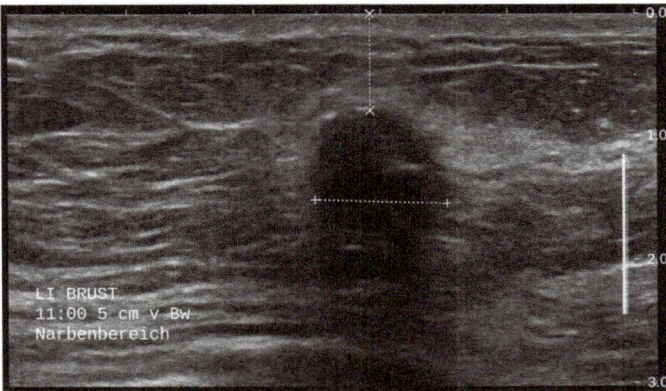

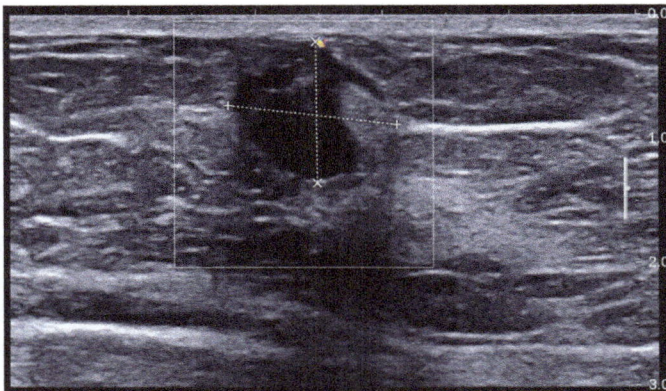

6.2.28.6 Ölzyste – Fall 6

Form	Achse	Rand	Echogenität
☒ oval	☒ parallel	☒ umschrieben	☒ echofrei
☐ rund	☐ nicht	☐ nicht umschrieben	☐ echoreich
☐ irregulär	parallel	————————————	☐ komplex zystisch und solide
		☐ unscharf	☐ echoarm
		☐ anguliert	☐ echogleich
		☐ mikrolobuliert	☐ heterogen
		☐ spikuliert	

Schallfortleitung	Kalzifikation		Assoziierte Zeichen oder Zusatzkriterium
☐ keine	☐ im Herdbefund		☒ Architekturstörung
☐ Verstärkung	☐ außerhalb des		☐ präoperativ
☐ Schatten		Herdbefundes	☒ postoperativ
☒ gemischt	☐ intraduktal		☒ Spezialfall

Kategorien: ☐ 1 ☒ 2 ☐ 3 ☐ 4 ☐ 5

Histologischer Befund: Ölzyste (1,0 cm)

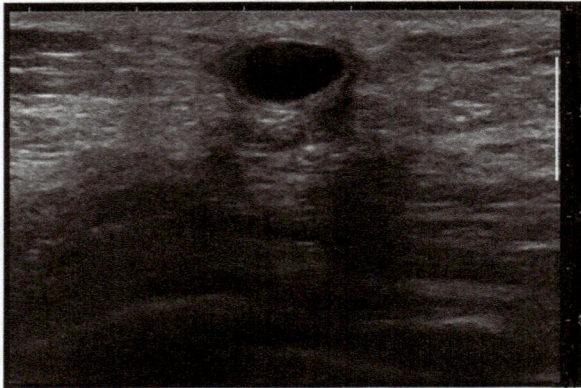

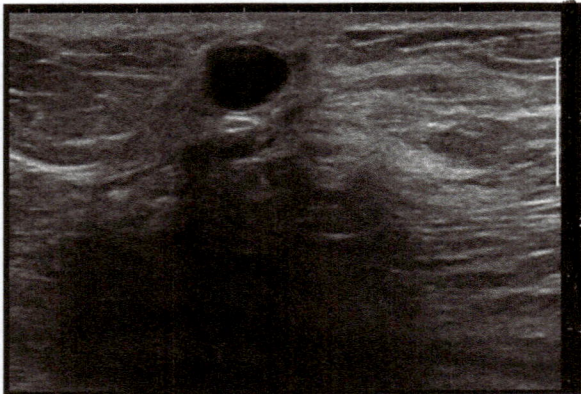

6.2.29 Fadengranulom

6.2.29.1 Fadengranulom – Fall 1

Form		Achse		Rand		Echogenität	
☐	oval	☐	parallel	☐	umschrieben	☐	echofrei
☐	rund	☒	nicht	☒	nicht umschrieben	☐	echoreich
☒	irregulär		parallel		_____	☒	komplex zystisch und solide
				☒	unscharf	☐	echoarm
				☐	anguliert	☐	echogleich
				☐	mikrolobuliert	☐	heterogen
				☐	spikuliert		

Schallfortleitung		Kalzifikation		Assoziierte Zeichen oder Zusatzkriterium	
☐	keine	☐	im Herdbefund	☒	Architekturstörung
☐	Verstärkung	☐	außerhalb des	☐	präoperativ
☒	Schatten		Herdbefundes	☒	postoperativ
☐	gemischt	☐	intraduktal	☒	Spezialfall

Kategorien: ☐ 1 ☐ 2 ☒ 3 ☐ 4 ☐ 5

Histologischer Befund: Fadengranulom

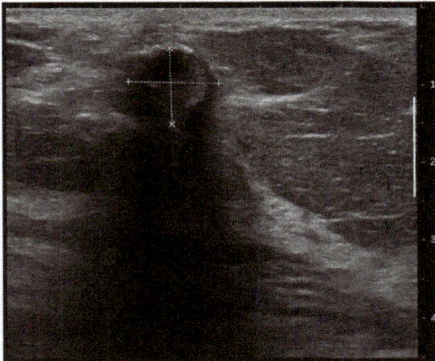

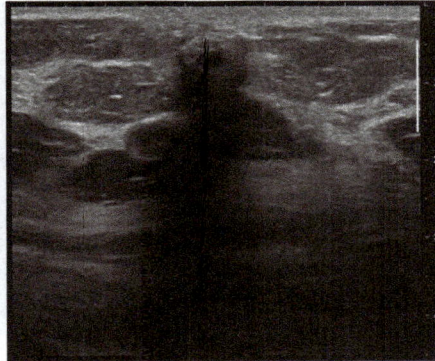

6.2.29.2 Fadengranulom – Fall 2

Form	Achse	Rand	Echogenität
☐ oval	☒ parallel	☒ umschrieben	☐ echofrei
☒ rund	☐ nicht	☐ nicht umschrieben	☐ echoreich
☐ irregulär	parallel	————————	☒ komplex zystisch und solide
		☐ unscharf	☐ echoarm
		☐ anguliert	☐ echogleich
		☐ mikrolobuliert	☐ heterogen
		☐ spikuliert	

Schallfortleitung	Kalzifikation	Assoziierte Zeichen oder Zusatzkriterium	
☒ keine	☐ im Herdbefund	☐ Architekturstörung	
☐ Verstärkung	☐ außerhalb des	☐ präoperativ	
☐ Schatten	Herdbefundes	☒ postoperativ	
☐ gemischt	☐ intraduktal	☒ Spezialfall	

Kategorien: ☐ 1 ☒ 2 ☐ 3 ☐ 4 ☐ 5

Histologischer Befund: Fadengranulom

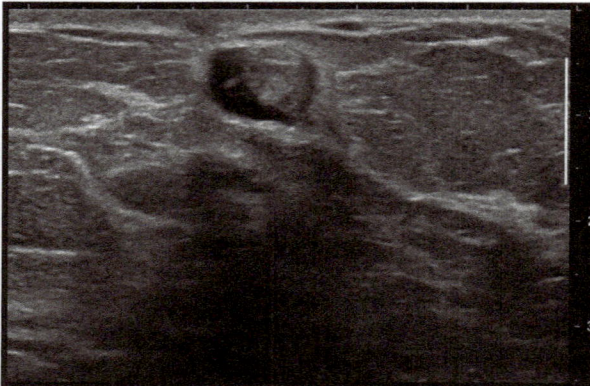

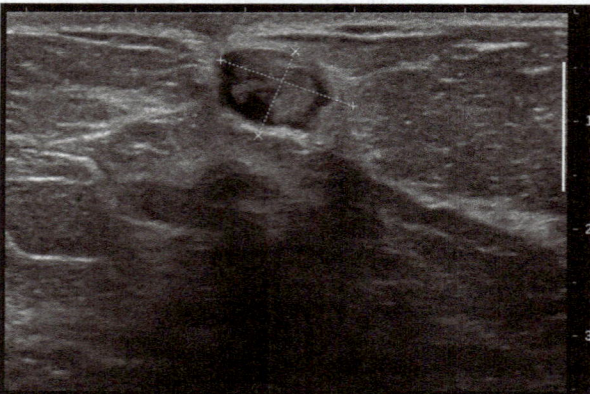

6.2.30 Serom (Mamma)

6.2.30.1 Serom (Mamma) – Fall 1

Form		Achse		Rand			Echogenität	
☐	oval	☒	parallel	☒	umschrieben		☒	echofrei
☐	rund	☐	nicht	☐	nicht umschrieben		☐	echoreich
☒	irregulär		parallel		_____		☐	komplex zystisch und solide
				☐	unscharf		☐	echoarm
				☐	anguliert		☐	echogleich
				☐	mikrolobuliert		☐	heterogen
				☐	spikuliert			

Schallfortleitung		Kalzifikation		Assoziierte Zeichen oder Zusatzkriterium	
☒	keine	☐	im Herdbefund	☐	Architekturstörung
☐	Verstärkung	☐	außerhalb des	☐	präoperativ
☐	Schatten		Herdbefundes	☒	postoperativ
☐	gemischt	☐	intraduktal	☒	Spezialfall

Kategorien: ☐ 1 ☒ 2 ☐ 3 ☐ 4 ☐ 5

Histologischer Befund: Serom

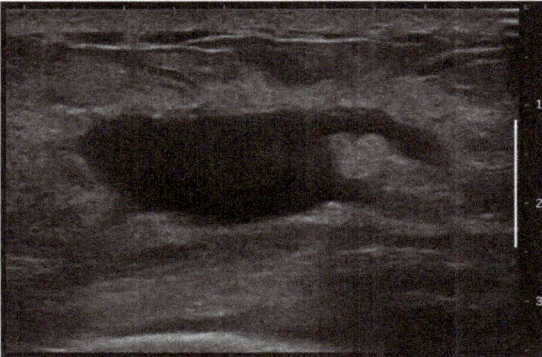

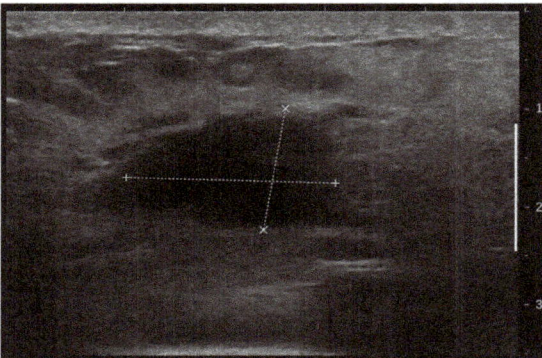

6.2.30.2 Serom (Mamma) – Fall 2

Form	Achse	Rand		Echogenität
☐ oval	☒ parallel	☒ umschrieben		☒ echofrei
☐ rund	☐ nicht	☐ nicht umschrieben		☐ echoreich
☒ irregulär	parallel			☐ komplex zystisch und solide
		☐	unscharf	☐ echoarm
		☐	anguliert	☐ echogleich
		☐	mikrolobuliert	☐ heterogen
		☐	spikuliert	

Schallfortleitung	Kalzifikation		Assoziierte Zeichen oder Zusatzkriterium
☐ keine	☐	im Herdbefund	☐ Architekturstörung
☒ Verstärkung	☐	außerhalb des	☐ präoperativ
☐ Schatten		Herdbefundes	☒ postoperativ
☐ gemischt	☐	intraduktal	☒ Spezialfall

Kategorien: ☐ 1 ☒ 2 ☐ 3 ☐ 4 ☐ 5

Histologischer Befund: Serom

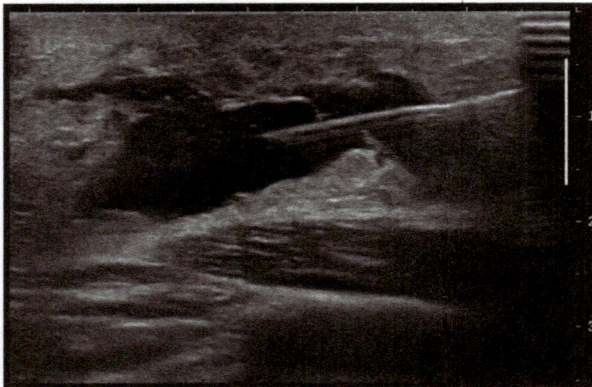

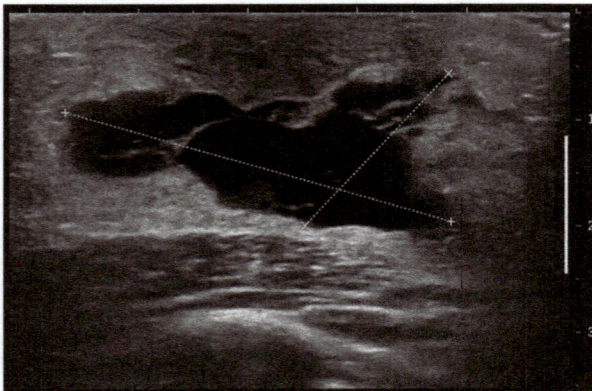

6.2.30.3 Serom (Mamma) – Fall 3

Form	Achse	Rand		Echogenität
☐ oval	☐ parallel	☐ umschrieben		☒ echofrei
☐ rund	☒ nicht	☒ nicht umschrieben		☐ echoreich
☒ irregulär	parallel			☐ komplex zystisch und solide
		☐	unscharf	☐ echoarm
		☐	anguliert	☐ echogleich
		☐	mikrolobuliert	☐ heterogen
		☒	spikuliert	

Schallfortleitung	Kalzifikation		Assoziierte Zeichen oder Zusatzkriterium
☒ keine	☐	im Herdbefunde	☐ Architekturstörung
☐ Verstärkung	☐	außerhalb des	☐ präoperativ
☐ Schatten		Herdbefundes	☒ postoperativ
☐ gemischt	☐	intraduktal	☒ Spezialfall

Kategorien: ☐ 1 ☒ 2 ☐ 3 ☐ 4 ☐ 5

Histologischer Befund: Serom

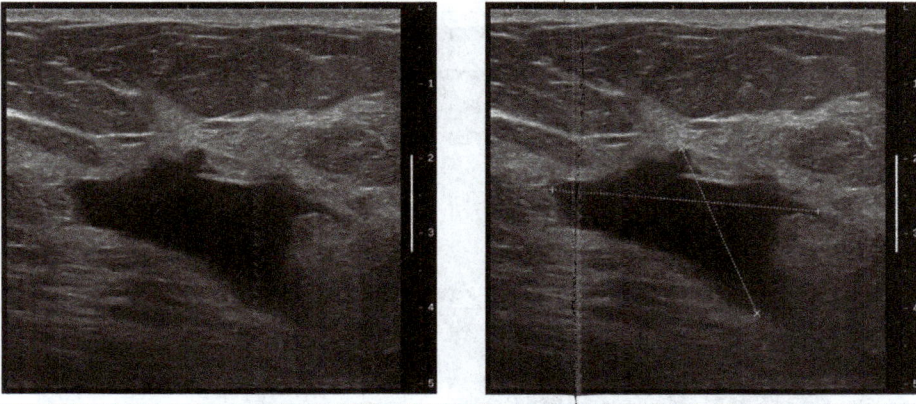

6.2.31 Serom (Axilla)

Form	Achse	Rand	Echogenität
☐ oval	☐ parallel	☐ umschrieben	☐ echofrei
☐ rund	☒ nicht	☒ nicht umschrieben	☐ echoreich
☒ irregulär	parallel		☐ komplex zystisch und solide
		☒ unscharf	☐ echoarm
		☐ anguliert	☐ echogleich
		☐ mikrolobuliert	☒ heterogen
		☐ spikuliert	

Schallfortleitung	Kalzifikation	Assoziierte Zeichen oder Zusatzkriterium
☒ keine	☐ im Herdbefund	☐ Architekturstörung
☐ Verstärkung	☐ außerhalb des	☐ präoperativ
☐ Schatten	Herdbefundes	☒ postoperativ
☐ gemischt	☐ intraduktal	☒ Spezialfall: postoperative Flüssigkeitsansammlung

Kategorien: ☐ 1 ☐ 2 ☒ 3 ☐ 4 ☐ 5

Histologischer Befund: Serom

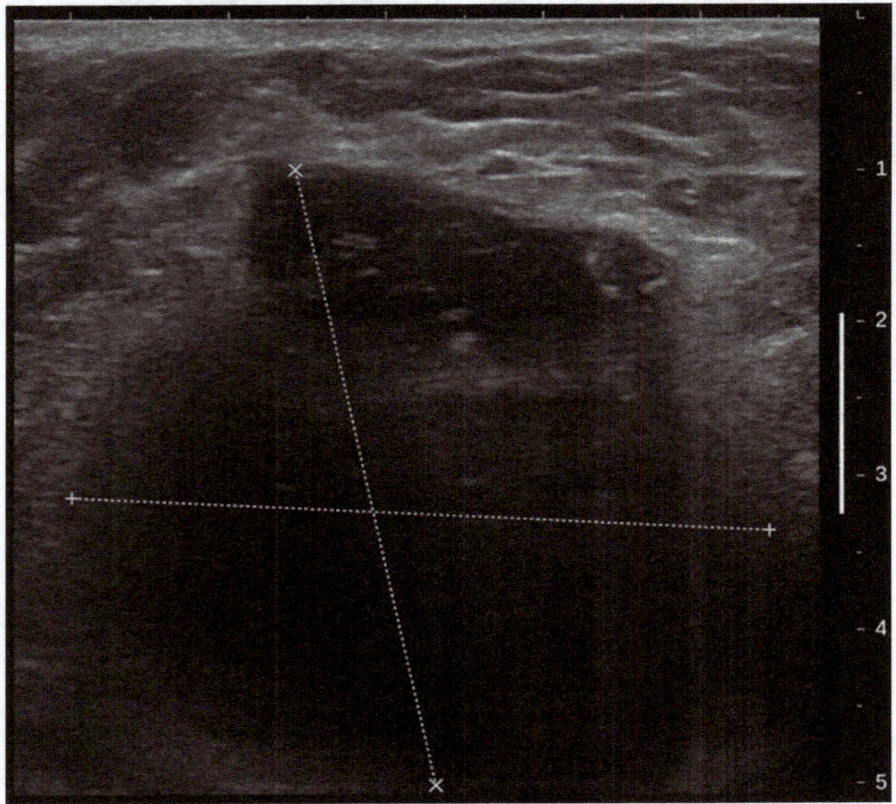

6.2.32 Hämatom

Form	Achse	Rand	Echogenität
☐ oval	☒ parallel	☐ umschrieben	☐ echofrei
☐ rund	☐ nicht	☒ nicht umschrieben	☐ echoreich
☒ irregulär	parallel	———————————	☐ komplex zystisch und solide
		☒ unscharf	☐ echoarm
		☐ anguliert	☐ echogleich
		☐ mikrolobuliert	☒ heterogen
		☐ spikuliert	

Schallfortleitung	Kalzifikation	Assoziierte Zeichen oder Zusatzkriterium	
☐ keine	☐ im Herdbefund	☒ Architekturstörung	
☒ Verstärkung	☐ außerhalb des	☐ präoperativ	
☐ Schatten	Herdbefundes	☒ postoperativ	
☐ gemischt	☐ intraduktal	☒ Spezialfall	

Kategorien: ☐ 1 ☐ 2 ☒ 3 ☐ 4 ☐ 5

Histologischer Befund: Hämatom

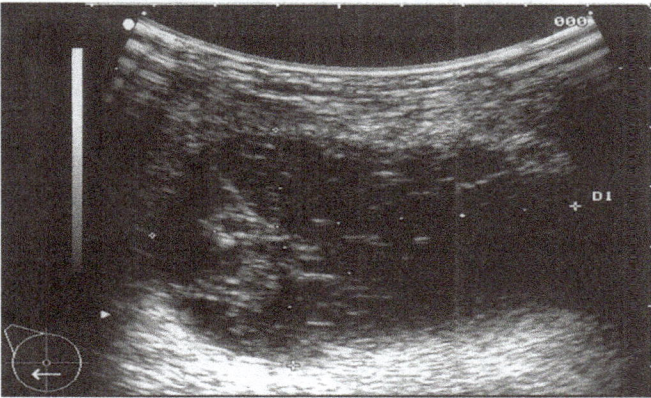

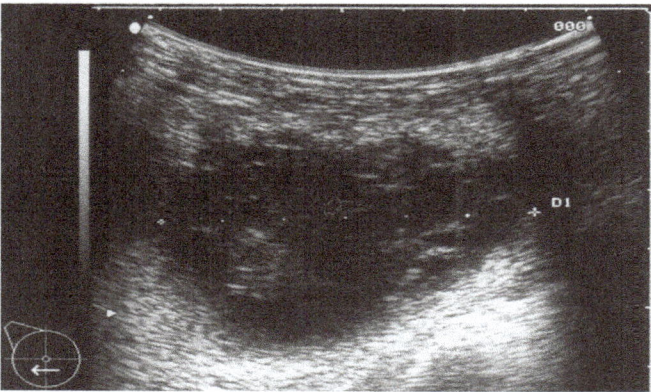

6.2.33 Hautödem

6.2.33.1 Hautödem – Fall 1

☒   präoperativ
☒   postoperativ
☒   Zusatzkriterium

   ☒   Hautveränderung

      ☒   Verdickung
      ☐   Einziehung

Kategorien: ☐ 1 ☒ 2 ☐ 3 ☐ 4 ☐ 5

Histologischer Befund: Hautödem

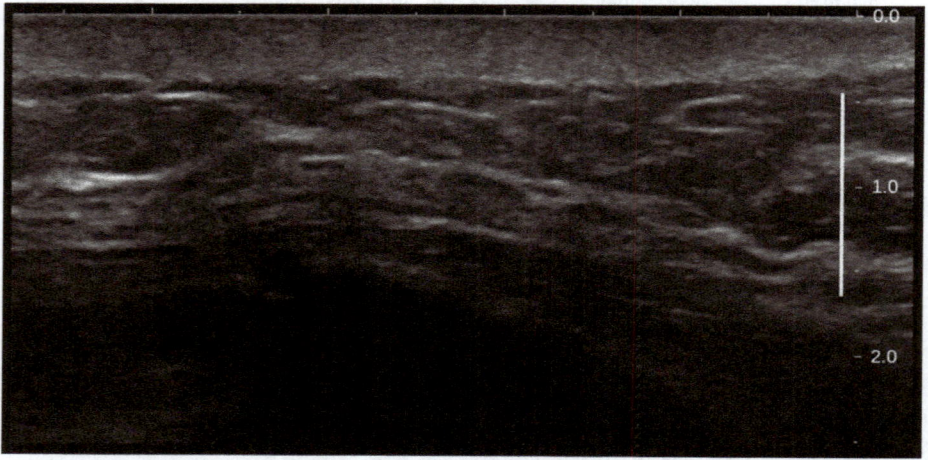

6.2.33.2 Hautödem – Fall 2

☐ präoperativ
☐ postoperativ
☒ Zusatzkriterium

    ☒ Hautveränderung

        ☒ Verdickung
        ☐ Einziehung

Kategorien: ☐ 1 ☐ 2 ☐ 3 ☐ 4 ☐ 5

Histologischer Befund: Hautödem mit Lymphspalterweiterung

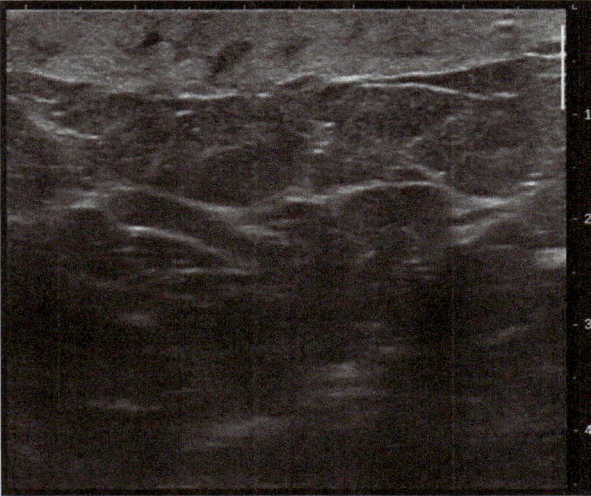

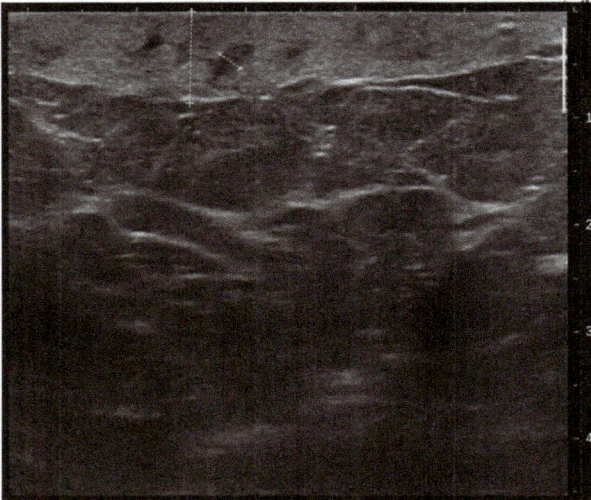

6.2.34 Gynäkomastie

6.2.34.1 Gynäkomastie – Fall 1

Form	Achse	Rand	Echogenität
☐ oval	☐ parallel	☐ umschrieben	☐ echofrei
☐ rund	☒ nicht	☒ nicht umschrieben	☐ echoreich
☒ irregulär	parallel	——————————	☐ komplex zystisch und solide
		☐ unscharf	☐ echoarm
		☒ anguliert	☐ echogleich
		☐ mikrolobuliert	☒ heterogen
		☐ spikuliert	

Schallfortleitung	Kalzifikation	Assoziierte Zeichen oder Zusatzkriterium
☐ keine	☐ im Herdbefund	☒ Architekturstörung
☐ Verstärkung	☐ außerhalb des	☒ präoperativ
☐ Schatten	Herdbefundes	☐ postoperativ
☒ gemischt	☐ intraduktal	☐ Spezialfall

Kategorien: ☐ 1 ☐ 2 ☒ 3 ☐ 4 ☐ 5

Histologischer Befund: Gynäkomastie (2,0 cm)

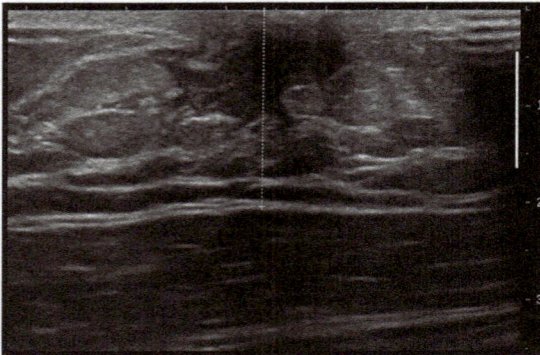

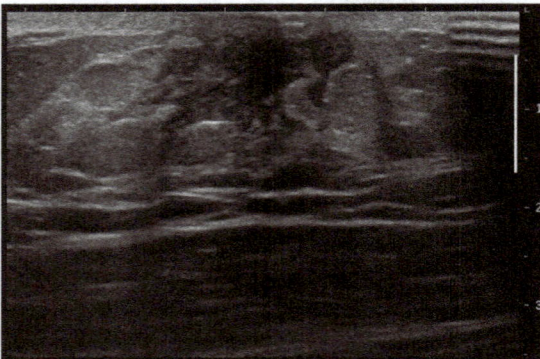

6.2.34.2 Gynäkomastie – Fall 2

Form		Achse		Rand		Echogenität	
☐	oval	☒	parallel	☐	umschrieben	☐	echofrei
☐	rund	☐	nicht	☒	nicht umschrieben	☐	echoreich
☒	irregulär		parallel		————————	☐	komplex zystisch und solide
				☐	unscharf	☐	echoarm
				☒	anguliert	☐	echogleich
				☐	mikrolobuliert	☒	heterogen
				☐	spikuliert		

Schallfortleitung		Kalzifikation		Assoziierte Zeichen oder Zusatzkriterium	
☐	keine	☐	im Herdbefund	☒	Architekturstörung
☐	Verstärkung	☐	außerhalb des	☒	präoperativ
☐	Schatten		Herdbefundes	☐	postoperativ
☐	gemischt	☐	intraduktal	☐	Spezialfall

Kategorien: ☐ 1 ☐ 2 ☒ 3 ☐ 4 ☐ 5

Histologischer Befund: Gynäkomastie mit Fibrose und duktaler Hyperplasie (1,8 cm)

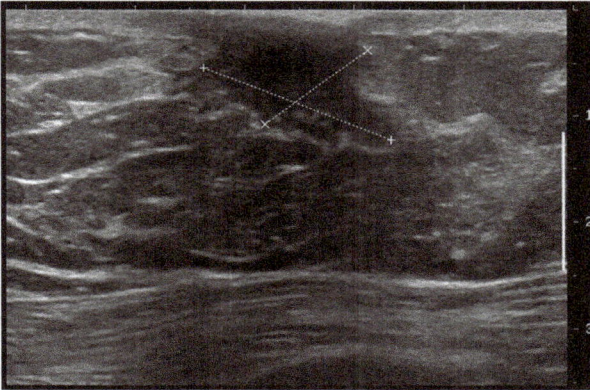

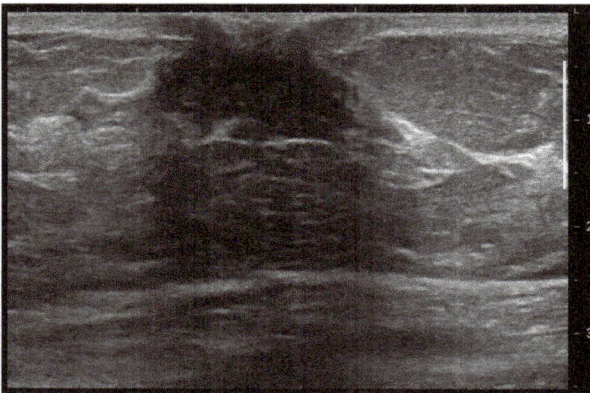

6.2.34.3 Gynäkomastie – Fall 3

Form	Achse	Rand		Echogenität
☐ oval	☒ parallel	☐ umschrieben		☐ echofrei
☐ rund	☐ nicht	☒ nicht umschrieben		☐ echoreich
☒ irregulär	parallel	————————		☐ komplex zystisch und solide
		☐	unscharf	☒ echoarm
		☒	anguliert	☐ echogleich
		☐	mikrolobuliert	☐ heterogen
		☐	spikuliert	

Schallfortleitung	Kalzifikation		Assoziierte Zeichen oder Zusatzkriterium
☒ keine	☐	im Herdbefund	☒ Architekturstörung
☐ Verstärkung	☐	außerhalb des	☒ präoperativ
☐ Schatten		Herdbefundes	☐ postoperativ
☐ gemischt	☐	intraduktal	☐ Spezialfall

Kategorien: ☐ 1 ☐ 2 ☒ 3 ☐ 4 ☐ 5

Histologischer Befund: Gynäkomastie (2,1 cm)

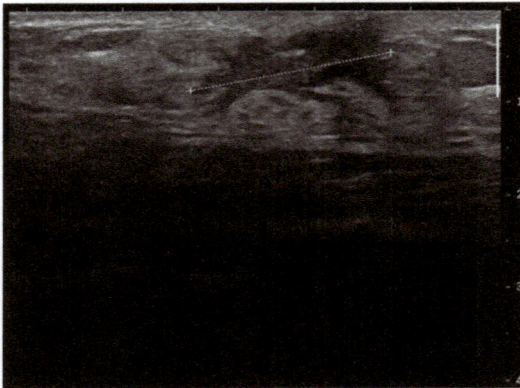

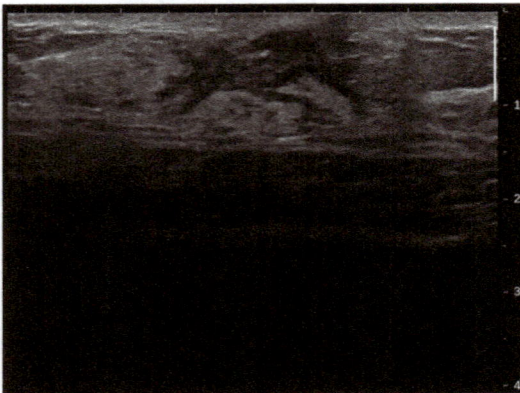

6.2.34.4 Gynäkomastie – Fall 4

Form		Achse		Rand			Echogenität	
☐	oval	☒	parallel	☐	umschrieben		☐	echofrei
☐	rund	☐	nicht	☒	nicht umschrieben		☐	echoreich
☒	irregulär		parallel		————————		☐	komplex zystisch und solide
				☐	unscharf		☒	echoarm
				☒	anguliert		☐	echogleich
				☐	mikrolobuliert		☐	heterogen
				☐	spikuliert			

Schallfortleitung		Kalzifikation		Assoziierte Zeichen oder Zusatzkriterium	
☒	keine	☐	im Herdbefund	☒	Architekturstörung
☐	Verstärkung	☐	außerhalb des	☒	präoperativ
☐	Schatten		Herdbefundes	☐	postoperativ
☐	gemischt	☐	intraduktal	☐	Spezialfall

Kategorien: ☐ 1 ☐ 2 ☒ 3 ☐ 4 ☐ 5

Histologischer Befund: Gynäkomastie mit Fibrose und duktaler Hyperplasie (1,7 cm)

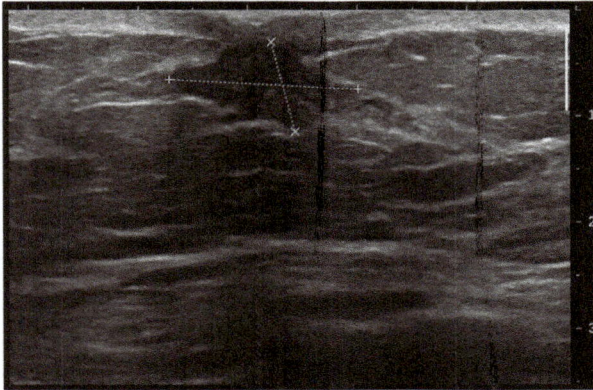

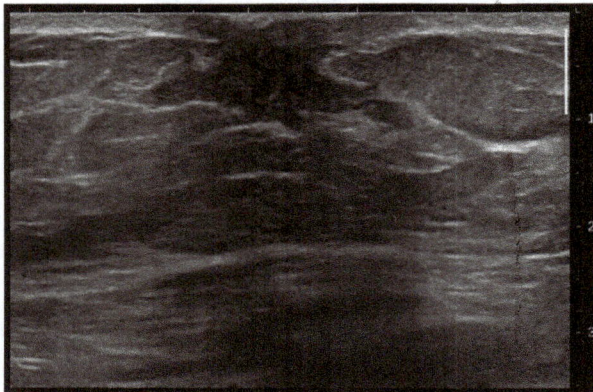

6.2.35 Morbus Mondor

6.2.35.1 Morbus Mondor – Fall 1

☒ präoperativ
☐ postoperativ
☒ Spezialfall
☒ Gefäßabnormalität

Kategorien: ☐ 1 ☒ 2 ☐ 3 ☐ 4 ☐ 5

Histologischer Befund: Morbus Mondor

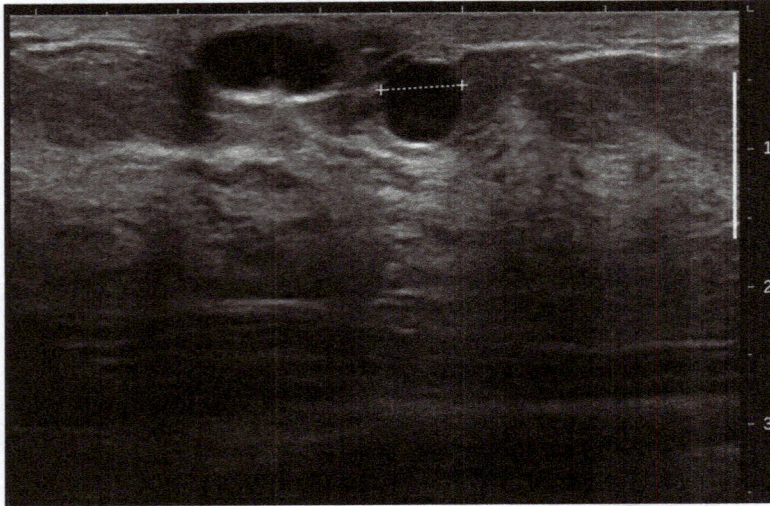

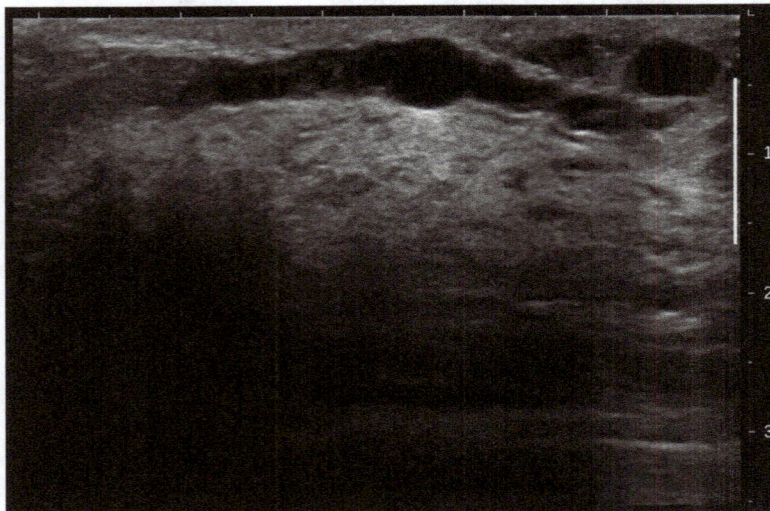

6.2.35.2 Morbus Mondor – Fall 2

☒ präoperativ
☐ postoperativ
☒ Spezialfall
☒ Gefäßabnormalität

Kategorien: ☐ 1 ☒ 2 ☐ 3 ☐ 4 ☐ 5

Histologischer Befund: Morbus Mondor

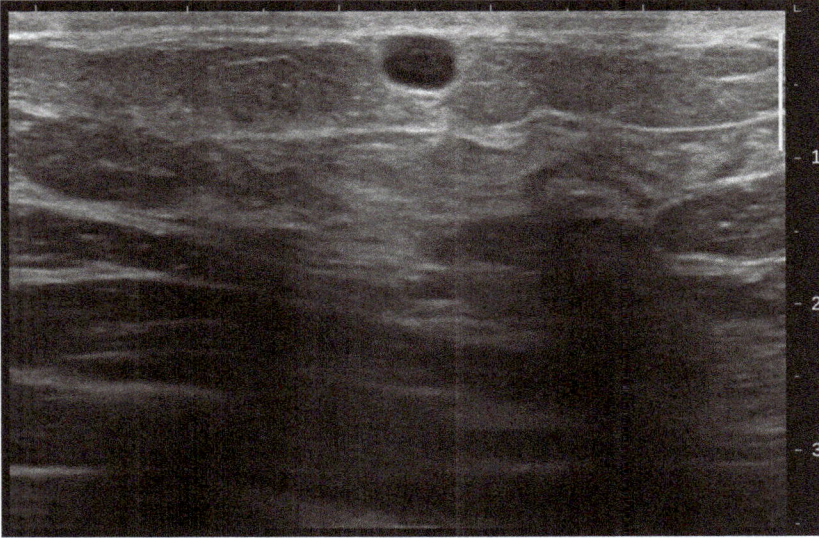

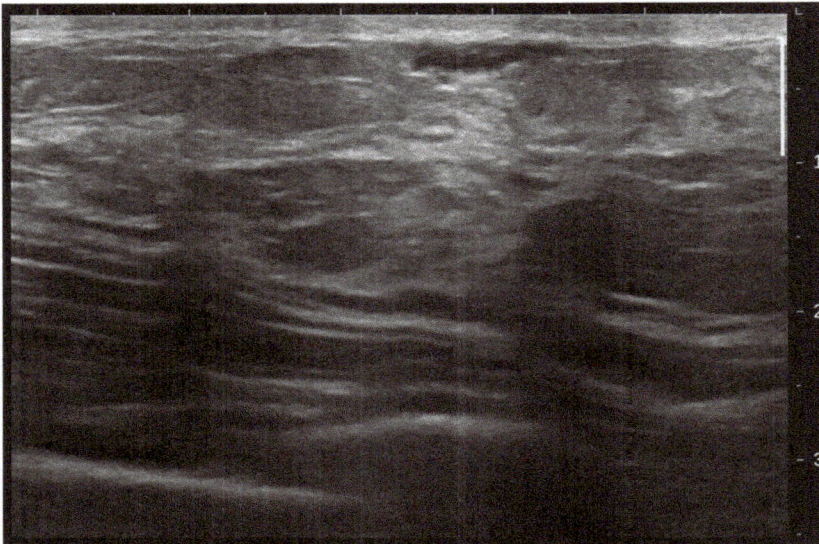

7 Weiterführende Literatur

[1]   American College of Radiology (ACR). ACR-BI-RADS® – Atlas der Mammadiagnostik. Richtlinien zu Befundung, Handlungsempfehlungen und Monitoring (Hrsg.: Eduard M. Walthers, Deutsche Übersetzung der 5. englischen Auflage, 2013) Berlin, Heidelberg, Springer 2016.

[2]   American College of Radiology (ACR). ACR-BI-RADS® – Ultrasound. In: ACR Breast Imaging Reporting and Data System. Breast Imaging Atlas. Fischer U (Hrsg) 2003; American College of Radiology.

[3]   American College of Radiology (ACR). ACR-BI-RADS® – Ultrasound. In: ACR Breast Imaging Reporting and Data System. Breast Imaging Atlas. D'orsi CJ (Hrsg) 2013; American College of Radiology.

[4]   Degenhardt F: Manual Mammasonographie. Stuttgart, New York, Thieme, 2000.

[5]   Dronkers DJ, Hendriks JHC, Holland R, Rosenbusch G: Radiologische Mammadiagnostik. Stuttgart, New York, Thieme, 1999.

[6]   Duda VF, Storch A: Stellenwert der 3-D-Sonographie in der Mammadiagnostik. Gynäkologische Praxis 2014 (38) 473.

[7]   Fischer U (Hrsg.): ACR BI-RADS: illustrierte Anleitung zur einheitlichen Befunderstellung von Mammographie, zammasonographie, MR-Mammographie. Stuttgart, Thieme, 2006.

[8]   Fischer U, Baum F. Diagnostische Interventionen der Mamma. Stuttgart, Thieme, 2008.

[9]   Friedrich M: Lehratlas der Mammasonographie. Synopsis von Mammographie und Mammasonographie. (Hrsg.: Jörg Scheider; Hans Weitzel – Stuttgart, Wiss. Verl.-Ges. (Edition Gynäkologie und Geburtsmedizin; Bd. 11)), 1999.

[10] Hackelöer BJ, Duda V, Lauth G: Ultraschall-Mammographie. Berlin, Springer, 1986.

[11] Hahn M, Tardivon A, Casselmann J: Diagnostic Primer Vacuum-Assisted Breast Biopsy. Springer, 2012.

[12] Heywang-Köbrunner SH, Schreer I: Bildgebende Mammadiagnostik. Stuttgart, New York, Thieme, 1996.

[13] Empfehlungen gynäkologische Onkologie Kommission Mamma. 2017. Verfügbar unter: http://www.ago-online.de/de/infothek-fuer-aerzte/leitlinienempfehlungen/mamma/

[14] Interdisziplinäre S3-Leitlinie für die Diagnostik, Therapie und Nachsorge des Mammakarzinoms (Hrsg.: Leitlinienprogramm Onkologie der AWMW, Deutschen Krebsgesellschaft e.V. und Deutschen Krebshilfe e.V.), Stand 2012. Verfügbar unter: http://www.awmf.org/leitlinien/detail/ll/032-045OL.html

[15] Lakhani SR, Ellis IO, Schnitt SJ, Tan PH, van de Vijver MJ (Hrsg.): WHO Classification of Tumours of the Breast, Fourth Edition, 2012.

[16] Leucht D, Madjar H: Lehratlas der Mammasonographie. Stuttgart, New York, Thieme, 1995.

[17] Madjar H, Ohlinger R, Mundinger A et al.: BI-RADS analoge DEGUM Kriterien von Ultraschallbefunden der Brust – Konsensus des Arbeitskreises Mammasonographie der DEGUM. Ultraschall in Med 2006; 27: 374–379.

[18] Madjar H: Kursbuch Mammasonografie: Ein Lehratlas nach den Richtlinien der DEGUM und der KBV. Stuttgart, Thieme, 2011.

[19] Madjar H: Kursbuch Mammasonographie. Stuttgart, New York, Thieme, 1999.

[20] Müller-Schimpfle, M., O. Graf, H. Madjar, M. Fuchsjäger, M. Golatta, M. Hahn, A. Mundinger, et al. 2016. BI-RADS die 5. – Eine Kurzmitteilung aus deutsch-/österreichischer Sicht. Fortschr Röntgenstr 188 (04): 346–52. doi:10.1055/s-0042–101847.

[21] Ohlinger R, Grunwald S. Duktoskopie: Lehratlas zur endoskopischen Milchgangsspiegelung. Berlin, New York, de Gruyter, 2009.

[22] Ohlinger R: Invasive Mammadiagnostik: Stanzbiopsie, Drahtmarkierung, Präparatsonographie. Berlin, New York, de Gruyter, 2002.

https://doi.org/10.1515/9783110331899-007

[23] Ohlinger R: Mammasonographie Beispiele maligner und benigner Befunde. Berlin,
      New York, de Gruyter, 2002.
[24] Sohn C, Blohmer JU: Mammasonographie: Lehratlas zur Technik und Befundinterpretation.
      Stuttgart, Thieme, 2009.
[25] Sohn Ch, Blomer JU: Mammasonographie. Suttgart, New York, Thieme, 1996.
[26] Stavros, A. T., Thickman, D., Rapp, C., Dennis, M., Parker, S. and Sisney, G.: Solid breast
      nodules: use of sonography to distinguish between benign and malignant lesions.
      Radiology, 1995. 196: 123–34.
[27] Stavros, A. T.: Breast Ultrasound. Philadelphia, Lippincott Williams & Wilkins, 2004.
[28] Teboul, M: Ductal Echography. Breast Ultrasound Update, ed. Madjar, H, Teubner, J and
      Hackelöer, B J 1994, Basel: Karger. 110–26.
[29] Teboul, M: Pracital Ductal Echography (D.E.). 2004, Madrid: Editorial Medgen, S.A.
[30] Wittekind Ch, Meyer H-J: TNM-Klassifikation maligner Tumoren. Siebente Auflage,
      Weinheim, WILEY-VCH, 2010.

Danksagung

Hiermit möchte ich mich bei Nora Dähnn und Susanne Bernstein für die Unterstützung bei der Bearbeitung des Manuskripts und bei den Ultraschallgeräteherstellern Hitachi, Supersonic und Philipps bedanken. Mein besonderer Dank gilt Prof. Dr. med. Marek Zygmunt für seine Unterstützung.

www.ingramcontent.com/pod-product-compliance
Lightning Source LLC
Chambersburg PA
CBHW081516190326
41458CB00015B/5382

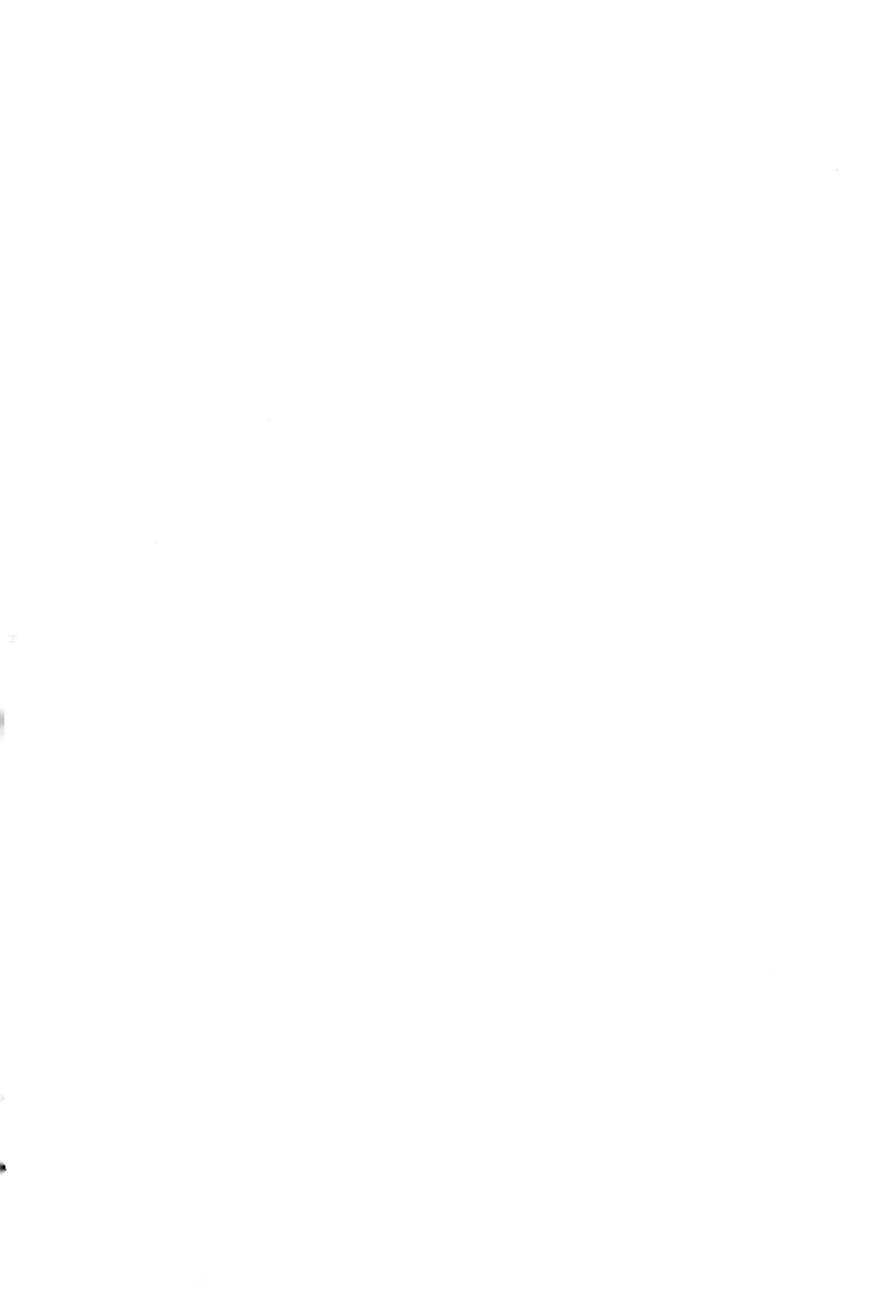